현대 가정의학 시리즈 12

온 가족이 다함께 건강한 한 평생을 !!

불면증 치료법

완벽한 사진해설

현대건강연구회 편

太乙出版社

머 리 말

현대는 불면증을 일으킬 여러 가지 요인이 넘치고 있다. 일 이외에도 스트레스에 의해 일어나는 부정수소(두통·위통 등)들, 소음, 시험이나 취업 제도에 의해 강요되는 불규칙한 생활 등이 그것이다. 심야 TV, 라디오, 교통기관 등을 보아도 알 수 있듯이 사회는 밤낮 구별없이 움직이고 있다. 즉, 우리들은 자칫하면 본래의 수면, 각성(覺醒)리듬을 손상시켜 버릴 가능성에 항상 접하고 있는 것이다.

병원에서 불면을 호소하며 찾아오는 사람들을 많이 볼 수 있는 것도 이러한 현상의 반영이라고 할 수 있을 것이다.

그러나 병원을 찾지는 않아도 남몰래 불면증으로 고민하고 있는 예는 더 많을 것이다.

"병으로 생각해야 하나……", "도대체 어느 과(科)에 가야 하나"라고 계속 고민하다가 매일·밤 이불 속에서 불면과 싸우고 있는 사람도 적지 않을 것이다.

잘 수 없다는 것이 매우 괴로운 상태임은 확실하다. 잠이 들 때까지 오랜 시간이 걸린다. 또 잠이 들었다가도 금방 깨어 숙면감(熟眠感)을 얻을 수 없어 초조해하는 사람은 그 심각성을 알 것이다.

이 책은 이런 불면증으로 고민하는 사람들을 위해 잠에 대해 생각하면서 불면증 해소의 방법을 구체적으로 나타낸 것이다.

한 마디로 불면증이라고 해도 그 상태를 들어 보면 사람에 따라 여러 가지로 다르다. 그러므로 이 책의 전반에서는 우선 원인별로 불면해소의 대응법을 소개하고 그 장에서 가장 적절한 방법을 알도록 했다. 그리고 불면 해소 전반에 걸쳐 도움이 되는 각종 생활연구,

그리고 허브나 약초, 한방약, 약주, 민간약까지 폭넓은 분야에서 불면 대책의 해설을 싣고 있다.

또 후반에서는 '잠'을 과학적으로 분석하고 알기 쉽게 설명했다. 일반적으로 외과적, 내과적인 질환에 대해선 아는 것이 많은 사람도 의외로 수면에 대해서는 막연한 지식 밖에 갖고 있지 않은 경향이 있다. 잠이라는 것 자체가 그만큼 일상적인 것이기 때문일런지도 모르지만 불면을 치료하기 위해서는 그 정체를 아는 것도 큰 힘이 될 것임에 틀림없다.

마지막으로 "자고 싶다", "오늘밤에도 잠을 못자는 것은 아닐까." 라는 불안은 오히려 수면을 방해한다. 조용한 마음으로 이 책의 방법을 실행하기 바란다.

인생의 3분의 1은 수면이라고 일컬어진다. 이 책이 건강한 수면, 더 나아가서는 건강한 생활을 보내는 데 보탬이 되었으면 하는 바램이다.

머리말 ……………………………………………………………… ● 7

불면증 치료법

1 원인별 · 당신에게 가장 좋은 불면증 치료법
신경이 흥분되어 있으면 잠을 잘 수 없다 ……………………… ● 15

2 원인별 · 당신에게 가장 좋은 불면증 치료법
육체 피로가 심해서 잠을 잘 수 없다 …………………………… ● 18

3 원인별 · 당신에게 가장 좋은 불면증 치료법
눈이 말똥말똥하여 잠을 잘 수 없다,
베개가 바뀌면 잠을 자지 못한다 ……………………………… ● 21

4 원인별 · 당신에게 가장 좋은 불면증 치료법
발이 차서 잠을 잘 수 없다 ……………………………………… ● 24

5 원인별 · 당신에게 가장 좋은 불면증 치료법
한밤중에 몇 번씩 손 씻으러 일어난다, 일찍 잠이 깬다 ……… ● 28

6 원인별 · 당신에게 가장 좋은 불면증 치료법
잠이 얕아 숙면감이 없다, 아침에 일어났을 때 기분이 나쁘다 ……… ● 31

7 원인별 · 당신에게 가장 좋은 불면증 치료법
소음이 신경쓰여 잠을 잘 수 없다 ……………………………… ● 35

8 원인별 · 당신에게 가장 좋은 불면증 치료법
더워서 잠을 잘 수 없다 ………………………………………… ● 38

9 원인별 · 당신에게 가장 좋은 불면증 치료법
기침으로 잠을 잘 수 없다 ……………………………………… ● 41

*차 례

⑩원인별·당신에게 가장 좋은 불면증 치료법
생활 리듬이 깨져 있다, 시차로 잠을 잘 수 없다 ·················· • *44*

⑪원인별·당신에게 가장 좋은 불면증 치료법
머리가 아파서 잠을 잘 수 없다 ································· • *47*

⑫원인별·당신에게 가장 좋은 불면증 치료법
위(胃)가 아파서 숙면할 수 없다 ····························· • *51*

⑬원인별·당신에게 가장 좋은 불면증 치료법
생리통이 심해서 잠을 잘 수 없다 ···························· • *54*

① 심한 불면은 이렇게 해서 고친다.
따뜻하게 하여 고친다 ···································· • *58*

② 심한 불면은 이렇게 해서 고친다
식혀서 고친다 ··· • *61*

③ 심한 불면은 이렇게 해서 고친다
마사지로 고친다 ······································· • *64*

④ 심한 불면은 이렇게 해서 고친다
지압으로 고친다 ······································· • *67*

⑤ 심한 불면은 이렇게 해서 고친다
목욕, 샤워로 고친다 ···································· • *70*

⑥ 심한 불면은 이렇게 해서 고친다
호흡법으로 고친다 ····································· • *73*

⑦ 심한 불면은 이렇게 해서 고친다
허브로 고친다 ··· • *77*

───

차 례 *

───

⑧ 심한 불면은 이렇게 해서 고친다
체조로 근육의 결림과 긴장을 해소한다 ················· ● *80*

⑨ 심한 불면은 이렇게 해서 고친다
체조로 정신의 긴장을 푼다 ················· ● *83*

⑩ 심한 불면은 이렇게 해서 고친다
푹 잘 수 있는 침실의 환경이란 ················· ● *86*

⑪ 심한 불면은 이렇게 해서 고친다
안면(安眠)을 약속하는 침구 선택법 ················· ● *89*

⑫ 심한 불면은 이렇게 해서 고친다
불면을 고치는 음식물과 영양소 ················· ● *92*

⑬ 심한 불면은 이렇게 해서 고친다
특효 영양소 칼슘이 듬뿍 든 요리 ················· ● *95*

⑭ 심한 불면은 이렇게 해서 고친다
약초로 고친다 ················· ● *97*

⑮ 심한 불면은 이렇게 해서 고친다
한방약으로 고친다 ················· ● *100*

⑯ 심한 불면은 이렇게 해서 고친다
약주, 민간약으로 고친다 ················· ● *102*

불면증을 치료하고 숙면을 약속하는 이론편

① 당신은 왜 편안하게 잠자지 못하는가
잠을 불러오는 메카니즘 ················· ● *109*

＊차 례

2 당신은 왜 편안하게 잠자지 못하는가
현대인에게 계속해서 늘고 있는 수면각성 장해란 ····················· ● *115*

＊불면을 치료하고 숙면을 약속하는 이론편
당신의 불면은 무엇이 원인인가 ································· ● *121*

＊불면을 치료하고 숙면을 약속하는 이론편
병원에서는 이렇게 치료한다 ································· ● *132*

＊불면을 치료하고 숙면을 약속하는 이론편
수면제 바르게 사용하는 법 ································· ● *140*

＊불면을 치료하고 숙면을 약속하는 이론편
수면제 잘 줄이는 법 ······························ ● *144*

＊불면을 치료하고 숙면을 약속하는 이론편
수면제에 의존하지 않고 지내는 생활 연구 ················ ● *148*

＊불면을 치료하고 숙면을 약속하는 이론편
자연스러운 수면을 이끌기 위한 10가지 조건 ·············· ● *152*

＊불면을 치료하고 숙면을 약속하는 이론편
이런 사람일수록 불면증으로 고민하기 쉽다 ·············· ● *159*

누구나 쉽게 이용할 수 있는
불면증 치료법

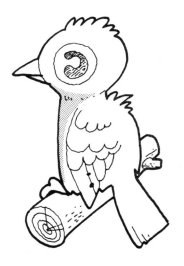

원인별·당신에게 가장 좋은 불면증 치료법

신경이 흥분되어 있으면 잠을 잘 수 없다

불면에는 여러 가지 원인이 있지만 그 대표적인 것의 하나는 '신경의 흥분'이다. 현대와 같이 스트레스가 많은 사회에서는 신경을 흥분시키는 일이 적지 않은데, 그렇기 때문에 더욱 충분한 수면이 필요하게 된다고 할 수 있다. 신경을 가라앉히는 방법을 익혀 자기 전에 시험해 보자. 매일 신경이 흥분되어 있어 잠을 자지 못하는 사람이라도 평소에 해소법을 반복하고 있으면 입면(入眠) 습관이 몸에 밴다.

지압으로 치료한다

지압이란 동양 의학에서 말하는 '급소'를 눌러 여러 가지 증상을 해소시키는 방법으로 불면을 치료하는 데도 상당한 효과가 있다. 다음에 든 것은 신경의 흥분을 가라앉혀 잠을 유혹하는 급소인데, 그중에서도 안면(安眠)과 실면(失眠), 2개의 급소는 불면을 치료하는 기본 급소로서 어떤 원인에 의한 불면이든지 효과가 있다. 각각의 급소는 손가락 배를 사용하여 천천히 힘을 넣어 지압한다.

안면(安眠)… 귓볼 뒤를 만지면 뼈가 튀어 나와 있는 곳을 느낄 수 있다.이것은 유양돌기(乳樣突起) 라고 불리우는 뼈로, 이 뼈를 끼고 전방에 안면 ①, 뒤쪽에 안면 ②가 있다. 집게손가락과 가운데손가락을 모아 누르면 양쪽 안면 급소를 함께 지압할 수 있다.

실면(失眠)… 발바닥에 있는 급소이다. 엄지발가락과 뒤꿈치를 연결하는 선과 바깥 복사뼈와 안 복사뼈를 잇는 선이 교차하는 곳이 이 급소의 위치이다. 지압하거나 또는 주먹으로 두드리는 것도 효과적이다.

행간(行間)… 엄지발가락의 안쪽 뿌리에 있다. 오른발의 행간은 오른손 엄지, 왼발의 행간은 왼손 엄지로 강하게 지압한다.

합곡(合谷)… 손가락을 벌리면 손등쪽의 엄지 뿌리뼈와 집게손가락 뿌리뼈 사이가 삼각형의 종이 된다. 이 종 중앙부가 합곡의 급소이다. 한쪽 손 엄지로 지압한다.

신경을 가라앉히는 체조

정신 노동으로 피로가 생겼을 때는 1시간 반에서 2시간마다 간단한 체조를 한다. 신경 피로를 푸는 방법이다. 낮의 작업 능률을 올리는 동시에 밤에 잠을 푹 자게 한다.

① 의자 등에 기대어 두 팔을 마음껏 들어올리고 손가락을 깍지 끼어 몸을 뒤로 젖힌다.

② 몸을 일으킨 뒤, 두 팔로 의자 등받이를 밀듯이 하여 가슴을 크게 앞으로 편다.

이상을 반복한 뒤, 몸 전체에 힘을 빼고 릴렉스한다.

신경을 가라앉히는 자기 전에 체조를 실시한다.

●신경을 가라앉히고 수면으로 이끄는 지압과 체조 ●

②불면을 치료하는 기본
실면(失眠)

발바닥. 엄지발가락과 뒤꿈치를 잇는 선과 바깥 복사뼈와 안쪽 복사뼈를 잇는 선이 교차하는 곳

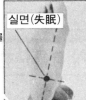

실면(失眠)

① 불면을 치료하는 기본
안면(安眠)

귓볼 뒤에 있는 뼈 튀어나온 곳 (유상돌기) 전방이 안면 ①, 뒤쪽이 안면 ②

안면(安眠)

지압법

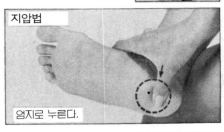

엄지로 누른다.

지압법

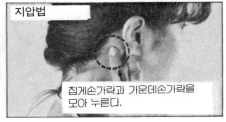

집게손가락과 가운데손가락을 모아 누른다.

신경을 가라앉히는 손의 급소
합곡(合谷)

손등, 엄지의 뿌리뼈와 집게손가락의 뿌리뼈 사이에 생기는 삼각종의 중앙부

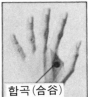

합곡(合谷)

신경을 가라앉히는 급소
행간(行間)

엄지발가락 안쪽 뿌리

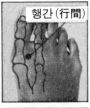

행간(行間)

지압법

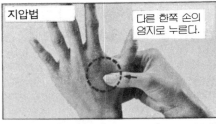

다른 한쪽 손의 엄지로 누른다.

지압법

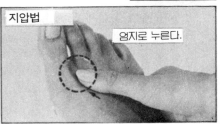

엄지로 누른다.

신경을 가라앉히는 체조

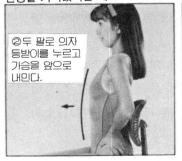

②두 팔로 의자 등받이를 누르고 가슴을 앞으로 내민다.

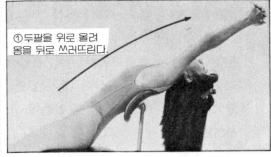

①두팔을 위로 올려 몸을 뒤로 쓰러뜨린다.

2 원인별·당신에게 가장 좋은 불면증 치료법

육체 피로가 심해서 잠을 잘 수 없다

피로하면 곧 잠이 들 수 있을 듯하지만 육체 피로도 너무 도에 지나치면 근육의 긴장이 심한 상태이므로 오히려 잠을 잘 수 없다. 수면에 들어가기 위해서는 심신 모두 릴렉스되는 것이 제일인데, 마음과 몸 어느 쪽인가가 피로 때문에 흥분 상태에 있으면 그것이 진정될 때까지 잠이 오지 않게 된다. 반대로 말하면 육체 피로가 심해서 잠을 잘 수 없을 때는 그 육체의 긴장을 풀 수만 있다면 불면으로 고민할 일은 없는 것이다.

여기에서는 그런 몸의 피로를 해소하는 방법을 소개하겠다.

육체 피로를 제거하고 수면으로 들어가는 급소

소택(少澤)… 손의 새끼손가락 손톱이 난 곳 옆의 바깥쪽에 있다. 새끼손가락을 끼듯이 하여 지압한다.

신문(神門)… 손바닥쪽의 손목 중앙에서 약간 새끼손가락 쪽에 있는 급소이다. 손목 관절에 생기는 옆주름을 손가락으로 더듬어 보면 콩알 같은 뼈를 느낄 수 있는데, 이 뼈 바로 위가 이 급소의 위치이다.

태충(太衝)… 발등쪽의 엄지발가락과 집게발가락의 뼈 뿌리에 있는 급소이다. 지압 외에 담배뜸도 7회 정도 실시한다.

발의 삼리(三里)… 무릎 아래 뼈가 튀어나온 곳 바로 아래에서 3cm 정도 바깥쪽에 있다. 무릎을 세운 자세로 엄지를 급소에 대면 지압하기 쉽다.

발이 피로할 때의 체조

피로를 푸는 데는 체조도 효과적이다.

피로한 데 새삼스럽게 체조를 하지 않아도 될 것이라고 생각할는지 모르지만, 이 체조는 육체의 결림이나 울혈(鬱血)을 제거하는 것을 목적으로 한 것이다. 체조 그 자체는 매우 간단하며, 포인트는 호흡, 동작 모두를 천천히 실시할 것과 그리고 이 체조에 따라 정신도 가능한 한 릴렉스시킨다는 것이다.

① 한쪽 무릎을 세우고 앉아 세운 쪽 무릎을 두 손으로 주무른다. 마사지는 심장에서 먼 곳에서 가까운 쪽으로 하는 것이 기본이므로 발목, 장딴지, 무릎 순으로 행한다.

② 다음에 발가락을 1개씩 당기면서 흔든다. 엄지발가락에서 시작하여 차례대로 새끼발가락까지 몇 회씩 실시한다.

이상의 체조는 어디에서나 간단하게 할 수 있으므로 자기 전 뿐만 아니라 낮에도 '피로하다'라는 생각이 들면 실행하기 바란다. 시간이 있으면 5 분 간이라도 발을 높게 하고 릴렉스시키면 같은 양의 일을 해도 피로에 차이가 난다. 일의 능률도 향상되고, 지나치게 피로하여 잠을 이룰 수 없는 경우도 없을 것이다.

손의 새끼손가락, 손목, 무릎 바깥쪽, 발등을 지압. 발의 피로를 푸는 체조도 좋다.

●육체 피로로 인한 불면을 해소하는 지압과 체조 ●

② 손의 급소
찾는 법

신문 (神門)

손바닥쪽의 손목
중앙에서 약간
새끼손가락쪽

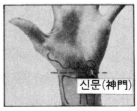

신문 (神門)

① 손의 급소
찾는 법

소택 (少澤)

새끼손가락의
손톱이 나 있는
옆 (바깥쪽)

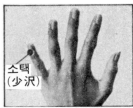

소택
(少沢)

지압법 (神門)

손목을 잡듯이 하여
엄지로 누른다.

지압법 (少沢)

새끼손가락을
끼듯이 하여 누른다.

---

② 발의 급소
찾는 법

발의 삼리 (三里)

무릎 아래 뼈 돌출
부분의 아래에서
3㎝ 바깥쪽

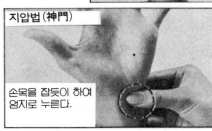

발의 3리 (三里)

① 발의 급소
찾는 법

태충 (太衝)

발등, 엄지발가락과
집게발가락의 뼈
뿌리

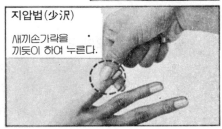

태충
(太衝)

지압법 (발의 삼리)

무릎을 세운 자세로
아래로 누른다.

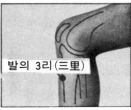

담배뜸 방법

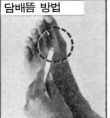

지압법 (태충)

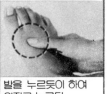

발을 누르듯이 하여
엄지로 누른다.

발의 피로를 없애주는 체조

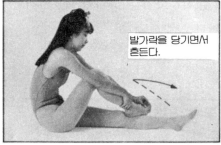

발가락을 당기면서
흔든다.

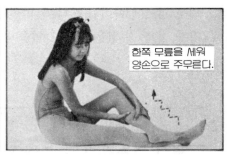

한쪽 무릎을 세워
양손으로 주무른다.

3 원인별 · 당신에게 가장 좋은 불면증 치료법

눈이 말똥말똥하여 잠을 잘 수 없다, 베개가 바뀌면 잠을 자지 못한다

잠자리에 들어도 눈이 말똥말똥하여 잠을 이룰 수 없는 경우가 자주 있다. 신경 흥분의 일종이라고도 할 수 있는데, 소위 스트레스는 아니며, 예를 들면 소풍이나 운동회를 앞두고 가슴이 두근거려 잠을 자지 못하는 아이처럼 '내일은 골프', '내일은 낚시' 등으로 기대되는 일이 있을 때는 좀처럼 잠을 이루기 어려운 경험을 가진 사람이 적지 않을 것이다. 또 여행지에서 '베개가 바뀌면 잠을 자지 못한다' 라는 이야기를 자주 듣는다.

이런 종류의 불면은 일과성(一過性)의 것이므로 실제로는 그다지 걱정할 필요가 없다. 한밤중까지 잠을 자지 못하고 있었는데 어느 사이엔가 잠이 들었다가 새벽녘에 스스로 일어나는 예가 많기 때문이다. 그렇다고는 해도 잠을 이루지 못한다는 것은 본인에게 있어서는 상당한 고통임에 틀림없고, '내일을 위해 조금이라도 자야 한다.'라는 초조함은 정신적으로도 좋지 않다. 이럴 때는 다음과 같은 방법을 시험해 보기 바란다.

잠을 잘 오게 하는 급소

중봉(中封)… 안쪽 복사뼈 전방 바로 아래에 있는 급소이다. 지압은 오른발 급소라면 왼발 무릎 위에 오른발을 얹고 왼손 엄지로 실시한다. 반대발의 급소도 마찬가지의 요령으로 지압한다. 손가락에 의한 지압 외에 이쑤시개를 10개 정도 고무줄로 다발을 만들어 아프지 않을 정도의 자극을 반복하는 것도 좋을 것이다. 이쑤시개는 1개라도 좋지만 몇 개로 다발을 만드는 편이 급소에 정확히 닿을 확률이 증가된다.

극문(郄門)… 팔 안쪽 손목과 팔꿈치 중간점에 있다. 다른 한쪽 손 엄지로 지압한다. 지압은 다소 아플 정도로 실시하는 편이 효과가 있다.

은백(隱白)·태돈(太敦)… 은백은 엄지발가락의 발톱이 난 옆 안쪽에서 2mm 되는 곳에 있다. 또 태돈은 엄지발가락의 발톱이 난 곳 옆 바깥쪽 2mm 되는 곳에 있다. 모두 손의 엄지와 집게손가락으로 발의 발톱을 끼듯이 하여 지압을 가한다. 이렇게 하면 은백, 태돈 양쪽 급소를 동시에 지압할 수가 있다. 자기 전에 좌우의 발을 전부 5분 정도씩 천천히 힘을 주어 지압을 반복한다.

눈이 말똥말똥하여 잠을 잘 수 없을 때의 한방 처방

황련해독탕[黃連解毒湯 ; 황령(黃芩) 3, 황련(黃連)·황백(黃柏) 각 1.5, 치자 2]… 중간 정도의 체력인 사람에게 적합한 처방이다.

혈액순환이 지나치게 왕성해 불면을 일으킬 때 진정 작용을 한다.

안쪽 복사뼈 전방 바로 아래를 지압하고 발의 엄지 발가락을 끼듯이 하여 누른다.

●잠을 잘 자게 하는 지압 ●

지압법

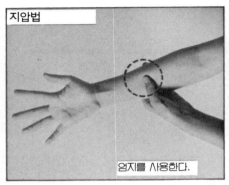

엄지를 사용한다.

팔의 급소 찾는 법

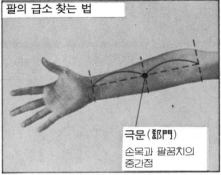

극문 (郄門)

손목과 팔꿈치의
중간점

지압법

무릎에 발을 얹고
엄지로 누른다.

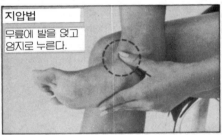

발의 급소 찾는 법

중봉 (中封)

안쪽 복사뼈의 전방
바로 아래

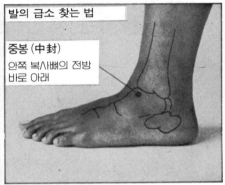

이쑤시개를 사용한 자극법

이쑤시개를 10개
정도 다발로
만들어 뾰족한
부분으로 누른다.

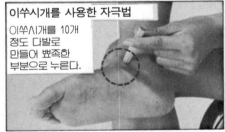

지압법

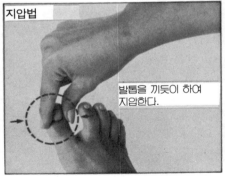

발톱을 끼듯이 하여
지압한다.

발가락의 급소 찾는 법

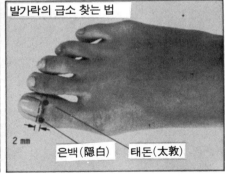

2 mm

은백 (隱白)   태돈 (太敦)

4 원인별·당신에게 가장 좋은 불면증 치료법

발이 차서
잠을 잘 수 없다

이불 속에 들어가도 발이 차서 잠을 자지 못하는 사람이 의외로 많다.일반적으로 여성에게는 '냉증'이 많다고 일컬어지고 있고, 또 평소에 머리는 사용해도 발을 사용하는 경우가 적은 비즈니스맨도 혈액순환의 밸런스가 깨져 발의 냉증을 초래하기 쉽다. 옛날부터 '두한족열(頭寒足熱)'의 상태가 건강에 좋다고 일컬어지고 있는데, 발이 차다는 것은 이 반대의 상태로 단순히 불면의 원인으로서 뿐만이 아니라 더 큰 의미에서의 건강 유지를 위해서도 꼭 개선했으면 하는 것이다.

발이 차서 잠을 잘 수 없을 때, 우선 시험해야 할 것은 불면을 해소하는 기본 급소인 실면(失眠)을 드라이어의 온풍으로 따뜻하게 하는 것이다. 그리고 다음에 드는 지압, 자극, 마사지를 함께 행한다. 불면과 함께 냉증 그 자체를 치료할 수가 있다.

발의 냉증을 치료하는 급소

용천(湧泉)··· 발바닥에서 엄지발가락과 집게발가락 사이에서 중심을 향해 5~6㎝ 되는 곳, 장심 주위에 해당한다.

발을 안쪽으로 구부리면 사람 인(人)자가 생긴다. 그 중앙부에 딱딱한 근육이 있는 것이 보이는데, 거기가 용천의 급소이다. 이 급소에는 지압 외에 담배뜸을 10～15회 실시하는 것도 효과적이다.

지음(至陰)… 발의 새끼발가락의 발톱이 난 곳 바깥쪽에서 2㎜되는 곳에 있다. 엄지와 집게손가락으로 감싸듯이 하여 지압하거나 또는 담배뜸을 10～15회 실시한다.

발가락 마사지

마사지는 근육의 결림을 풀고 혈액순환을 좋게 하는 데 상당히 좋은 방법이다.

냉증은 혈액순환의 변화가 원인이 되고 있는 경우가 많으므로 발가락을 정성스럽게 마사지한다.

우선 엄지발가락을 손가락으로 잡고 바깥쪽에서 안쪽으로 원을 그리듯이 몇 회 돌린다. 다음에 집게발가락, 가운데발가락, 넷째발가락, 새끼발가락의 순으로 마찬가지로 마사지를 실시한다. 발의 말단에는 자율신경을 조정하는 작용이 있으므로 이 방법을 취하면 발의 혈액순환을 좋게 하여 냉증을 제거하는 동시에 신경의 흐트러짐을 바로잡아 잠을 잘 잘 수 있게 된다.

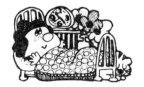

발의 냉증을 치료하는 한방 처방

당귀사역가오수유생강탕[當歸四逆加吳茱萸生姜湯 ; 대추(大棗) 5, 생강 4, 당귀(當歸) · 계지(桂枝) · 작약 · 목통(木通) 각 3, 세신 (細辛), 감초, 오수유(吳茱萸) 각 2 g]··· 체력이 약한 사람에게 적합한 처방이다.

생리통이 심해서 잠을 잘 수 없을 때나 좌골 신경통을 완화시키는 데도 효과가 있다.

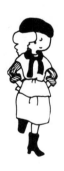

불면 해소의 기본 급소인 뒤꿈치 부분을 드라이어의 온풍으로 따뜻하게 한다.

●발의 냉증을 없애주는 자극과 지압 ●

②발의 급소
찾는 법

지음((至陰)

새끼발가락 발톱이
나있는 곳의
바깥쪽 2㎜

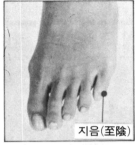

지음(至陰)

①발의 급소
찾는 법

용천 (湧泉)

엄지발가락과
집게발가락
사이에서 5~6㎝
사람 인(人)자
사이

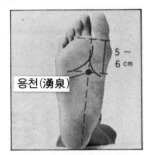

용천(湧泉)

5~
6 cm

지음의 지압

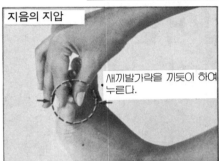

새끼발가락을 끼듯이 하여
누른다.

용천의 지압

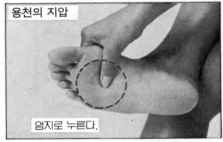

엄지로 누른다.

지음의 담배뜸

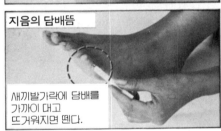

새끼발가락에 담배를
가까이 대고
뜨거워지면 뗀다.

용천의 담배뜸

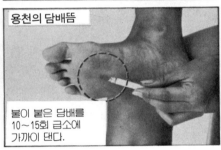

불이 붙은 담배를
10~15회 급소에
가까이 댄다.

발가락의 마사지

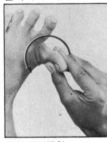 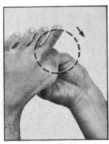

원을 그리듯이
※다른 발가락도
마찬가지 요령으로
마사지한다.

손가락으로 잡아
돌린다.

드라이어로 따뜻이 한다

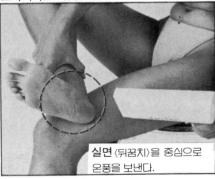

실면〈뒤꿈치〉을 중심으로
온풍을 보낸다.

5 원인별·당신에게 가장 좋은 불면증 치료법

한밤중에 몇 번씩 손 씻으러 일어난다, 일찍 잠이 깬다

애써 잠이 들었는데 뇨의(尿意)가 일어나 수면을 방해해 버리는 경우가 있다. 손 씻으러 갈 때까지는 졸렸는데 이불 속으로 되돌아 오면 어느새 잠이 깨어 버린다. 그런 일이 반복되는 중에 아침이 되어 버리는 경우는 없는가. 어떤 경우에는 수면 합계 시간이 길어도 본인 에게는 잔 느낌이 들지 않는 것이다.

또 뇨의가 있고 없음을 막론하고 새벽에 잠이 깬 뒤, 잠을 이루지 못하는 경우가 있다.

이런 때는 다음과 같은 방법을 시험해 보자.

지압으로 고친다

빈뇨나 새벽에 매우 일찍 잠이 깨어 버린다 라는 증상을 막을 급소 는 손과 발에 있다.

척택(尺澤)··· 팔꿈치 안쪽에 손을 대면 맥이 뛰고 있는 곳이 있 다. 여기가 척택의 급소이다. 엄지로 조금 아플 정도로 강하게 지압한 다. 머리핀 등으로 5~6회 급소를 눌러 자극을 주는 것도 좋은 방법이다.

대릉(大陵)… 손목 주름 중앙으로 2개의 근육 사이에 있다. 손목을 안쪽으로 구부리면 불룩한 곳이 있는데 여기가 이 급소의 위치이다. 엄지를 급소에 대고 원을 그리듯이 비벼 푼다.

이 급소의 지압, 마사지는 이불 속에서도 간단히 할 수 있으므로 자기 전, 잠에서 깨었을 때 등에 2~3분 간 좌우 교대로 급소에 자극을 주는 습관을 들이자.

수천(水泉)… 안쪽 복사뼈와 아킬레스건 사이에 있는 급소이다. 이 급소는 신장(腎臟)과 깊은 관계를 갖고 있고 지압하는 것에 의해 신기능(腎機能)을 높일 수 있다.

태충(太衝)… 발등쪽의 엄지발가락과 집게발가락의 뼈 뿌리에 있다. 불이 붙은 담배를 급소에 가까이 대는 담배뜸을 7회 정도 실시하면 효과가 있다.

이상의 급소 외에 불면(不眠) 전반에 효과가 있는 안면과 실면 지압도 함께 실시한다.

밤의 빈뇨를 고치는 한방 처방

팔미환[八味丸 ; 건지황(乾地黃) 5, 산수유・산약・택사(澤瀉)・복령(茯苓)・목단피(牧丹皮) 각 3, 계지(桂枝), 부자(附子) 0.5 g] … 노화 방지의 약이라고도 일컬어지고 있다. 비뇨기 외에 생식기 관계의 쇠약을 회복시키는 효과가 있다.

팔꿈치 안쪽과 손목을 안쪽으로 구부렸을 때 생기는 주름의 중앙을 엄지로 지압한다.

●배뇨를 치료하여 숙면하기 위한 급소●

척택(尺澤)의 지압

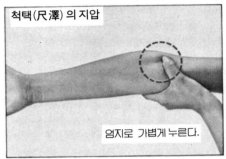

엄지로 가볍게 누른다.

손의 급소 찾는 법

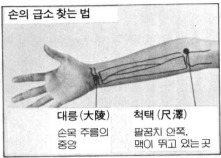

대릉(大陵)
손목 주름의
중앙

척택(尺澤)
팔꿈치 안쪽,
맥이 뛰고 있는 곳

척택의 머리핀 자루

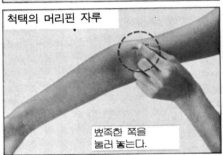

뾰족한 쪽을
눌러 놓는다.

대릉의 지압

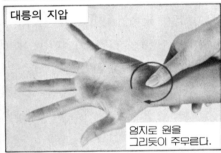

엄지로 원을
그리듯이 주무른다.

지압법

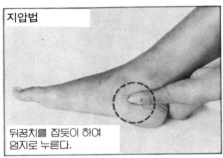

뒤꿈치를 잡듯이 하여
엄지로 누른다.

① 발의 급소 찾는 법

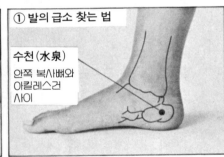

수천(水泉)
안쪽 복사뼈와
아킬레스건
사이

태충 담배뜸

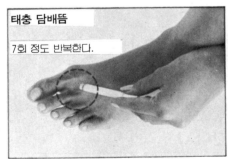

7회 정도 반복한다.

② 발의 급소 찾는 법

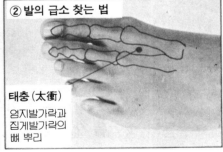

태충(太衝)
엄지발가락과
집게발가락의
뼈 뿌리

원인별·당신에게 가장 좋은 불면증 치료법

잠이 얕아 숙면감이 없다, 아침에 일어났을 때 기분이 나쁘다

겉에서 보면 잘 자고 있는 것 같은데 불면을 호소하는 사람이 종종 있다. 다른 사람이 아무리 "잘 자더라"라고 해도 본인에게는 숙면감이 없는 것이다. 이런 사람의 이야기를 들어 보면 수면이 얕은 경우가 많은 것 같다.

예를 들면 수면이 얕은 가운데 시계 소리를 들은 걸 기억하고 있다가 단속적(斷續的)으로는 분명히 푹 잤었음에도 불구하고 하루 밤 내내 시계 소리를 들은 듯한 느낌이 드는 경우가 여기에 해당한다. 당연히 아침에 일어나서도 상쾌하지 못하다.

또 꿈만 꾸었다는 사람도 있다.

이런 증상은 정신의 긴장이 잘 때도 잘 풀어지지 않아 자율신경이 불균형이 되기 때문에 일어나는 경우가 많다고 할 수 있다. 즉, 이런 종류의 불면 치료에는 낮동안 일하고 있는 교감신경(交感神經)과 야간, 휴식 때 작용하는 부교감신경(副交感神經)의 교환이 스무스하게 되도록 만드는 것이 중요하다.

숙면하기 위한 지압의 급소

내관(內關)… 손목의 손바닥쪽에서 손목 중앙(손목에서 팔꿈치에 걸쳐 있는 3개의 근육 사이)에서 팔꿈치 방향으로 3cm 정도 간 곳에 있다.

노궁(勞宮)… 손바닥 한가운데에 있는 급소이다. 손을 쥐었을 때 가운데손가락 끝이 닿는 곳이라고 기억하면 찾기 쉬울 것이다.

은백(隱白)·태돈(太敦)… 엄지발가락의 발톱이 난 곳 안쪽에서 2mm 되는 곳에 있는 것이 은백이다. 마찬가지로 엄지발가락의 발톱이 난 곳 옆의 바깥쪽 2mm 되는 곳에 있는 것이 태돈이다. 엄지발가락을 끼듯이 하여 지압한다.

깨었을 때 기분을 좋게 하는 체조

아침에 일어났을 때 이불 속에서 할 수 있는 체조이다.

① 이불 위에 편안한 자세로 앉는다.

② 양무릎을 가볍게 구부린다.

③ 두 팔을 가볍게 올리고 상체를 비틀듯이 하여 좌우로 천천히 돌린다. 이것을 좌우 3회씩 실시한다.

푹 잘 수 있는 한방 처방

조등산[釣藤散 ; 석고(石膏) 5, 조등(釣藤)·계피·반하·맥문동(麥門冬)·복령 각 3, 인삼, 국화, 방풍(防風) 각 2, 감초, 말린 생강 각1]… 체력이 중간 정도이거나 그 이하인 사람에게 맞는 처방이다. 숙면할 수 없는 원인은 노화, 고혈압, 위장이 약해져 있을 때 등 여러 가지를 생각할 수 있는데, 이 처방은 이런 여러 가지 증상을 치료하는 효과가 있다.

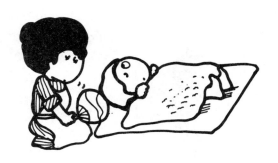

자기 전에 손목 안쪽 가까이와 손바닥 한가운데를 지압. 잠자리에서 빠져 나올 때는 체조를 한다.

●숙면하기 위한 지압, 깨었을 때 개운하기 위한 체조 ●

노궁의 지압

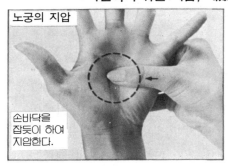

손바닥을
잡듯이 하여
지압한다.

손의 급소
찾는 법
노궁(勞官)

손바닥
맨 가운데

내관(內關)

손목 중앙에서
팔꿈치쪽으로 3㎝

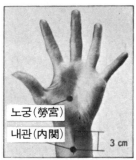

노궁(勞宮)

내관(內関)

3 cm

깨었을 때 기분을 좋게 하는 체조

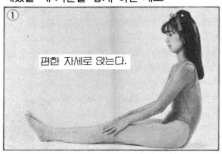

① 편한 자세로 앉는다.

내관의 지압

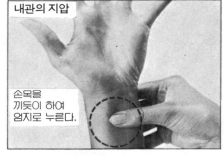

손목을
끼듯이 하여
엄지로 누른다.

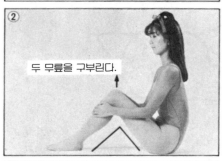

② 두 무릎을 구부린다.

발의 급소
찾는 법

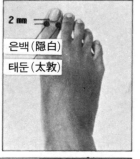

2 ㎜

은백(隱白)

태둔(太敦)

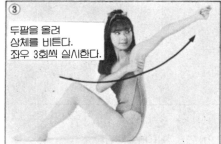

③ 두팔을 올려
상체를 비튼다.
좌우 3회씩 실시한다.

지압법

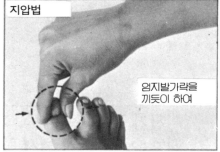

엄지발가락을
끼듯이 하여

원인별 · 당신에게 가장 좋은 불면증 치료법

소음이 신경쓰여
잠을 잘 수 없다

불면증을 생각할 때 제외시킬 수 없는 것이 이 소음 문제이다. 이것은 매우 성가신 문제이다. 몸의 피로나 통증이라는 것이면 지압이나 그밖의 방법에 의해 치료할 수가 있으나 상대가 외부의 소음일 때는 원인을 제거한다는 것 자체가 개인의 힘으로는 무리인 것이다.

그러므로 이 항에서는 소음을 없애는 것 보다도 오히려 어떻게 해서 소음에 신경 쓰지 않고 잠을 잘 수 있을지 또는 어떻게 하면 소음을 제거해 피해를 최소한으로 줄일 수 있을지가 주요 테마가 된다.

한 마디로 소음이라고 해도 그 내용은 여러 가지이다. 만성적인 공해라고 해도 좋을 정도의 소음으로 고민하고 있는 경우, 도로공사 등으로 단기간의 소음을 견디기 힘들 때는 일반적으로 소음이라고는 불리지 않는 소리(빗소리, 새나 고양이의 울음소리, 맨션 등 공동주택에서 들리는 발소리 등)에 민감해지는 경우도 있을 것이다.

여기에서는 그 어느 경우에든지 적용할 수 있는 방법을 소개하겠다.

지압으로 치료한다

불면을 치료하는 기본 급소인 안면(安眠), 실면(失眠)에 자극을 주어 잠을 유도한다. 안면에는 지압, 실면에는 담배뜸을 15회~30회하거나 또는 드라이어의 열풍 자극을 20회 반복하는 것이 좋을 것이다. 태충의 급소에도 담배뜸을 7회 정도 행하면 보다 효과적이다.

태충(太衝)… 발등쪽. 엄지발가락과 집게발가락 뼈 뿌리가 급소의 위치이다.

소음을 방지하는 환경 만들기

침실의 환경 만들기에서 상세하게 서술하겠지만, 침실 환경을 바꾸는 것에 의해 소음을 상당히 막을 수 있다.

창문은 이중으로 한다. 커텐, 카페트류는 두툼한 것으로 하는 편이 소리를 흡수하게 된다. 귀마개도 소음 방지에 도움이 되는 소도구로 화학섬유의 가벼운 면으로 된 것을 귀에 넣으면 좋을 것이다.

신경을 가라앉히는 한방 처방

산조인탕[酸棗仁湯 ; 산조인(酸棗仁) 15, 복령(茯苓) 15, 지모(知母) · 천궁(川芎) 각 3, 감초 1]… 체력이 중간 정도이거나 그 이하인 사람에게 적합한 처방이다.

빗소리나 고양이의 울음 소리가 신경에 거슬려 잠을 잘 수 없을 때 신경을 가라앉히는 효과가 있다.

이 증상은 병후(病後)인 사람, 기(氣)가 피로해지기 쉬운 타입, 노인에게서 많이 볼 수 있는 것이므로 자신에게 해당된다고 생각되는 사람은 꼭 시험해 보기 바란다.

목 근육과 발 뒤꿈치의 특효 급소를 자극한다. 소리를 흡수하는 침실 환경 만들기에도 유의.

담배뜸 방법(실면)

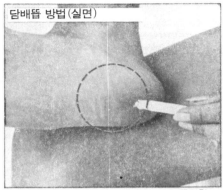

불이 붙은 담배를 뒤꿈치에 가까이 대고 뜨거워
지면 뗀다. 15~30회 반복한다.

실면의 열풍 자극

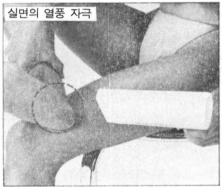

팔꿈치에 드라이어의 열풍을 대고 뜨거워지면
뗀다. 20회 반복한다.

지압법(안면)

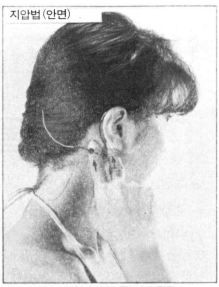

귀 뒤에 있는 뼈의 앞뒤를 집게손가락과
가운데손가락으로 누른다.

담배뜸 방법(태충)

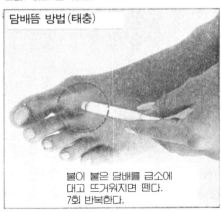

불이 붙은 담배를 급소에
대고 뜨거워지면 뗀다.
7회 반복한다.

발의 급소 찾는 법(태충)

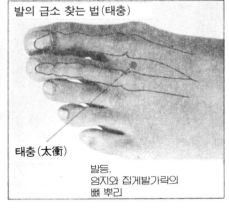

태충(太衝)

발등.
엄지와 집게발가락의
뼈 뿌리

38

원인별·당신에게 가장 좋은 불면증 치료법

더워서 잠을 잘 수 없다

여름에 찌는 듯한 더위로 잠을 이루지 못한 경험은 누구에게나 있을 것이다.

특히 밤이 되어도 기온이 25도 이하가 되지 않는 열대야(熱帶夜) 등에는 아무리 잠을 잘 자는 사람이라도 괴로움을 느낄 것이다.

더위를 해소하는 방법으로 우선 떠오르는 것은 선풍기나 에어컨이지만 인공적인 냉각 방법은 필요 이상으로 체온을 빼앗아 버리는 일이 있으므로 반드시 1시간 정도로 타이머를 세트하여 입면(入眠) 때만 시원하도록 해 놓아야 한다.

그보다 더 좋은 것은 더워도 자는 요령을 익히는 것이다. 자기 전에 약간의 시간을 들여 실행(實行)하는 것만으로도 확실한 수면을 얻을 수 있다.

지압으로 고친다

입면을 재촉하는 기본 급소인 안면, 실면을 자극하는 것과 함께 발에 있는 급소를 지압한다.

안면(安眠)… 귓볼 뒤 뼈의 전후에 있는 급소로 드라이어의 냉풍을 댄다.

실면(失眠)… 발 뒤꿈치에 있는 급소. 뒤꿈치를 주먹이나 나무 망치로 100회 정도 두드린다. 발의 혈액순환이 좋아지고 피가 하반신에 모이기 때문에 머리로 오르는 것을 막을 수 있다. 자주 식사 뒤엔 잠이 몰려 온다고 하는데, 이것은 혈액이 소화 기관에 모인 결과 머리 쪽의 혈액이 적어지기 때문에 일어나는 현상이다. 실면(失眠)을 두드리면 잠이 들기 쉬운 것도 그 원리는 이와 같다.

양릉천(陽陵泉)… 무릎 관절 바깥쪽 불룩한 곳 바로 아래에 있다 (배골소두가 튀어나온 곳). 피부 표면의 대사를 좋게 하는 급소이다.

지오회(地五會)… 발의 넷째발가락과 새끼발가락의 뼈 뿌리 사이에 있는 급소이다. 양릉천과 마찬가지로 지압하면 피부 표면의 대사가 활발해진다.

샤워로 치료한다

자기 전에 미지근한 샤워를 하면 몸이 달아오르는 것이 가라앉는다. 땀을 흘리고 있을 때는 몸을 상쾌하게 하기 위해서라도 꼭 실행하자.

다만 주의해야 할 것은 샤워를 한 후엔 반드시 몸을 잘 닦아 둔다는 것이다. 몸에 수분이 남아 있는 상태로 선풍기 바람을 쏘이면 수분 증발이 체온을 빼앗아가 그 당시에는 시원하게 느껴지지만, 그 뒤에는 수분이 체온으로 더워져 오히려 몸이 뜨거워지는 역효과가 난다.

몸이 달아 오르는 것을 가라앉히는 한방 처방

삼물황령탕[三物黃芩湯 ; 지황(地黃) 6, 황령(黃芩)·고참(苦參) 각 3]… 손발이 달아 오르기도 하고 손바닥, 발바닥에 땀이 나서 잠을 잘 수 없는 사람에게 효과가 있는 처방이다.

목 근육에 드라이어의 냉풍을 대고 뒤꿈치를 100 회 두드린다. 미지근한 샤워도 좋다.

●더워도 잠을 잘 수 있는 자극법과 지압 ●

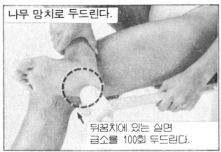

나무 망치로 두드린다.

뒤꿈치에 있는 실면
급소를 100회 두드린다.

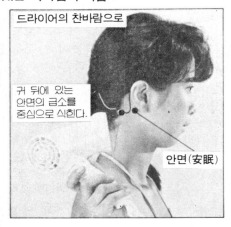

드라이어의 찬바람으로

귀 뒤에 있는
안면의 급소를
중심으로 식힌다.

안면(安眠)

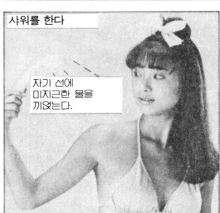

샤워를 한다

자기 선에
미지근한 물을
끼얹는다.

② 발의 급소
찾는 법
지오회(地五會)

넷째발가락과
새끼발가락의 뼈
뿌리

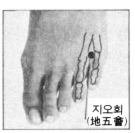

지오회
(地五會)

① 발의 급소
찾는 법
양릉천(陽陵泉)

무릎 관절이
불룩해 있는 곳
바로 아래

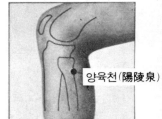

양육천(陽陵泉)

지압법

발을 바깥쪽에서
잡듯이 하여
엄지로 누른다.

지압법

무릎 뒤쪽에
손을 대고
엄지로 누른다.

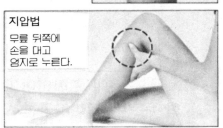

9 원인별·당신에게 가장 좋은 불면증 치료법

기침으로
잠을 잘 수 없다

기침은 기도에 들어간 이물(異物)을 몸 밖으로 내놓으려고 해서 일어나는 생리 현상이다.

원인으로는 감기나 기관지, 폐렴이라는 질환을 들 수 있다. 이밖에 담배 연기로 일어나기도 하고 기온의 급변에 의한 경우도 있다.

또 최근에는 계절에 따라 꽃가루의 자극으로 기침이 나기도 한다.

기침은 수면을 방해하는 큰 원인으로, 특히 기관지 천식인 사람은 야간에 발작을 일으키는 예를 많이 볼 수 있다. 또 기침을 하고 있으면 불면 뿐만이 아니라 체력도 소모가 되므로 대책을 세울 필요가 있다. 기침이 며칠이나 계속되면 그 원인을 알아내고, 그에 따른 치료가 필요하지만 지금 당장 기침을 멈추게 하고 싶을 때는 지압과 한방약을 시험해 보면 좋을 것이다.

여기에 든 것은 기침과 기침에 의한 불면을 막는 방법인데, 이밖에 평소부터 휴양이나 영양을 충분히 섭취하는 것이 중요하다. 기침이 상당히 심할 때는 병의 의심도 있고 호흡곤란에 빠질 위험도 있으므로 빨리 전문의의 진단을 받도록 하자.

기침을 방지하는 급소

인영(人迎) … 목구멍의 양쪽의 맥을 느낄 수 있는 곳에 있고, 천식에 특효 급소라고 일컬어지고 있다. 지압에는 집게손가락을 사용하고 오른쪽 급소 7회, 왼쪽 급소 7회라는 식으로 한쪽씩 행한다. 목 근육의 급소이므로 너무 강하게 누를 필요는 없다. 오른쪽 인영의 급소이면 오른쪽 집게손가락을 급소에 대고 목을 오른쪽으로 기울여 보기 바란다. 가벼운 지압이 가능할 것이다. 왼쪽 급소도 같은 요령으로 지압한다.

척택(尺澤)… 팔꿈치 안쪽의 맥을 느낄 수 있는 곳에 있는 급소이다. 머리핀의 둥근 쪽으로 5～7회 강하게 눌러 지압한다. 천식성 기침에도 큰 효과를 기대할 수 있다.

태연(太淵)… 손목 안쪽을 구부렸을 때 생기는 주름 선상을 엄지 쪽으로 더듬으면 맥을 느낄 수 있는 곳이 있다. 여기가 태연의 급소이다. 기침 전반에 효과가 있다. 강하게 지압하기 바란다.

기침을 가라앉히는 한방 처방

죽여온담탕[竹茹溫膽湯 ; 반하(半夏) 5, 맥문동(麥門冬) 4, 시호(柴胡)・죽여(竹茹)・복령(茯苓) 각 3 g , 향부자(香附子)・길경(桔梗)・진피(陳皮)・기실(枳實) 각 2, 황련(黃連)・감초(甘草)・인삼(人蔘)・말린 생강 각 1]… 체력이 약한 사람에게 적합한 처방이다.

기침을 하고 열이 내려가며 기침이 좀처럼 낫지 않아 잠을 잘 수 없을 때에도 효과가 있다.

목구멍 양쪽에 한쪽씩 손가락을 대고 목을 기울인다. 팔꿈치, 손목 지압도 좋다.

●기침을 멈추어 편안하게 잠 들기 위한 급소●

지압법 (인영)

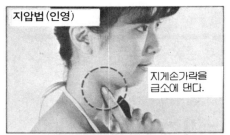

지게손가락을 급소에 댄다.

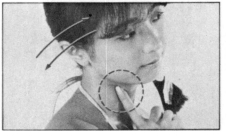

집게손가락을 댄 쪽에 목을 숙이고 자연스럽게 급소를 누르듯이 한다. 이것을 좌우 7회씩 실시한다.

목의 급소 찾는 법

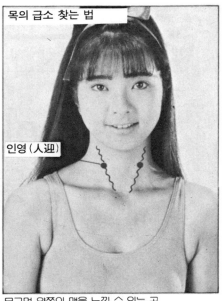

인영 (人迎)

목구멍 양쪽의 맥을 느낄 수 있는 곳

머리핀 자극 (척택)

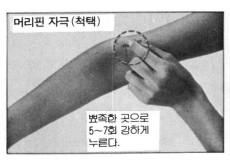

뾰족한 곳으로 5~7회 강하게 누른다.

팔의 급소 찾는 법

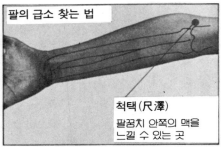

척택 (尺澤)

팔꿈치 안쪽의 맥을 느낄 수 있는 곳

지압법 (태연)

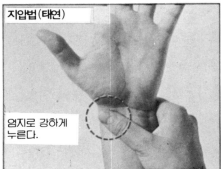

엄지로 강하게 누른다.

손목의 급소 찾는 법

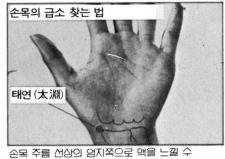

태연 (太淵)

손목 주름 선상의 엄지쪽으로 맥을 느낄 수 있는 곳

생활리듬이 깨져 있다, 시차로 잠을 잘 수 없다

현대 사회는 주야의 구별이 없이 활동하고 있다. 그리고 그 때문에 불면을 일으키는 예도 적지 않다. 특히 경우에 따라서는 철야를 하기도 하고 교대제 근무로 어떤 날은 낮 근무, 어떤 날은 야간 근무라는 식으로 활동 시간이 불규칙한 사람은 본래의 체내 리듬이 깨져 수면 장해를 일으키는 경향이 있다.

또 교대제 근무와는 다소 내용이 다르지만 소위 시차(時差)도 체내 리듬이 깨지기 때문이라고 할 수 있을 것이다. 예를 들면 우리나라와 샌프란시스코는 약 7시간의 시차가 있다. 저녁에 우리 나라를 떠나 그 감각으로 샌프란시스코에 닿으면 현지는 오전 10시로 잠에서 깨어 낮의 활동으로 들어가더라도 머리가 띵하고, 밤이 되면 반대로 잠을 이루지 못한다.

해외 여행 때, 비슷한 경험을 가진 사람이 많을 것이다.

이럴 때의 대책으로는 지압을 시험해 보는 것과 함께 입면 시간을 스스로 조절하는 것에 의해 정상적인 체내 리듬을 되돌리는 것이 중요하다.

입면을 위한 급소

안면·실면의 기본 급소를 2~3분 지압한다. 그밖에 다음의 급소를 지압하면 잠을 잘 수가 있다.

신문(神門)··· 손목의 옆 주름 새끼손가락쪽. 맥을 느낄 수 있는 곳이다.

용천(湧泉)··· 발바닥의 엄지발가락 뿌리 바로 뒤에 있다. 엄지발가락과 집게발가락 사이에서 중심을 향해 5~6㎝ 되는 곳의 사람 인(人)자형의 중앙. 만지면 단단한 맥이 있음을 느낄 수 있다. 여기가 급소의 위치이다.

입면 시간을 조정한다

인간은 옛날부터 낮에 활동하고 밤에는 자는 것이 본래의 모습이었다. 그것을 나타내듯이 잠이 드는 시간에 따라 수면의 계속 시간이 다르다는 통계가 있다. 이것은 교대제 근무자를 대상으로 행해진 것이므로 오후 10시에서 새벽 1시 사이에 잔 경우는 8시간씩 자는 것임에 비해 정오가 지나서부터 오후 7시 무렵에 잠을 잤을 때는 2~3시간 지나면 눈이 떠진다. 이 통계를 기반으로 자신이 자는 시간을 조정하는 것이 어떨까. 교대제 근무로 낮에 집에 도착해도 금방 이불 속에 들어가지 않고 지장이 없으면 오후 10시 무렵까지 깨어 있는다. 또 저녁 무렵에 귀가할 때에는 되도록 빨리 자도록 하면 충분한 수면을 얻을 수 있을 것이다.

시차 때도 현지의 시간과 이 통계를 참고로 하면 주야의 감각을 빨리 되돌릴 수 있다.

잠자리에 드는 시각에 따라 숙면할 수 있느냐 어떠냐의 차이가 생긴다. 시차 때 주의.

●체내 리듬을 회복하는 급소 ●

발바닥의 급소
찾는 법

용천 (湧泉)

발의 엄지발가락과
집게발가락
사이에서 중심을
향해 5~6cm

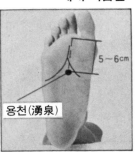

용천 (湧泉)

손목 급소
찾는 법

신문 (神門)

손목 옆 주름의 새
새끼손가락쪽으로
맥을 느낄 수
있는 곳

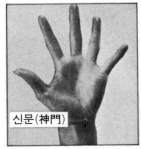

신문 (神門)

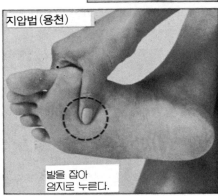

지압법 (용천)

발을 잡아
엄지로 누른다.

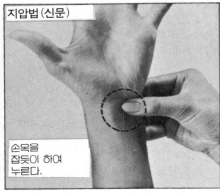

지압법 (신문)

손목을
잡듯이 하여
누른다.

교대제 (交代制) 근무자의 시프트타입별 수면 지속 시간

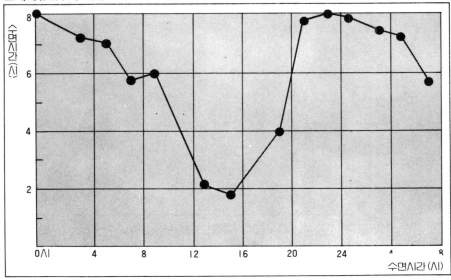

11 원인별 · 당신에게 가장 좋은 불면증 치료법

머리가 아파서
잠을 잘 수 없다

통증은 안면(安眠)을 방해한다. 낮에는 그렇지 않더라도 특별히 다른데 신경을 쓸 것이 없는 밤에는 특히 심하게 통증을 느끼는 것이다.

그중에서도 가장 일상적인 경험을 하는 통증은 두통이 아닐까. 감기 등의 발열(發熱)을 동반하는 급성의 병, 눈 · 코 · 뇌 등의 질환으로 오는 두통은 원인을 제거하면 고칠 수 있다. 그러나 정신적인 피로나 긴장, 가정 내의 불화나 자녀의 교육 문제, 일의 부진, 경제적인 불안 등의 스트레스로 문자 그대로 '머리가 아픈' 경우도 종종 만성적인 불면의 원인이 되는 경우가 있다.

두통에 효과가 있는 급소

스트레스로 인한 두통에서 오는 불면증을 치료하기 위해서는 두통을 치료하는 지압이 유효하다

풍부(風府)··· 두통의 특효 급소로 알려져 있다. 후두부의 머리카락이 난 옆에 있는 '급소' 라고 불리우는 곳에 있다. 여기를 누르면 두통이 있는 사람은 통증을 느낄 것이다. 집게손가락이나 가운데손가락으로 조금 강하게 지압하는 편이 효과가 있다.

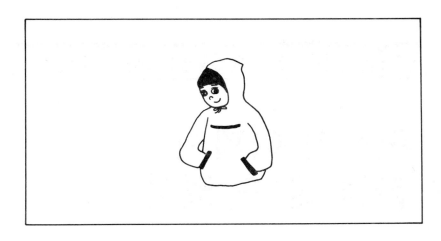

　상양(商陽)… 집게손가락의 손톱이 난 곳 옆(엄지 쪽)에서 2㎜ 정도 떨어진 곳에 있다.

　중충(中衝)… 손의 가운데손가락의 손톱이 난 곳 옆에서 2㎜ 정도 되는 곳에 있다.

　관충(關衝)… 손의 넷째손가락 손톱이 난 곳(새끼손가락쪽)에서 2㎜ 정도 되는 곳에 있다.

　태돈(太敦)… 엄지발가락의 발톱이 난 곳의 바깥쪽에서 2㎜ 정도 되는 곳에 있다.

　지음(至陰)… 새끼발가락의 발톱이 난 곳의 바깥쪽에서 2㎜ 정도 되는 곳에 있다.

두통을 완화시키는 체조

　목 근육의 긴장이나 신경의 흥분을 제거하고, 머리를 릴렉스시키는 체조도 두통에 효과가 있다.

　① 릴렉스한 자세를 취하고 처음에는 천천히 작게 얼굴을 돌리다가 점점 크게 돌려 간다. 힘을 빼고 목이 전후좌우로 자연스럽게 쓰러지는 듯한 느낌으로 돌리는 것이 요령이다. 왼쪽 돌리기와 오른쪽

돌리기를 모두 2회씩 실시한다.

② 목의 힘을 빼고 얼굴을 뒤로 쓰러트리고 머리의 무게를 이용하여 자연스럽게 목이 앞으로 숙여지도록 한다. 3~5분 정도 그대로 조용히 쉰다.

두통을 완화시키는 한방 처방

조등산[釣藤散 ; 석고(石膏 5, 조등(釣藤) · 계피 · 반하(半夏) · 맥문동(麥門冬) · 복령(茯苓) 각 3, 인삼(人蔘) · 국화 · 방풍(防風) 각 2, 감초 · 말린 생강 각 1]… 체력이 중간 정도이거나 그 이하인 사람에게 적합한 처방이다. 심한 두통으로 현기증을 동반할 때, 기상 후 한동안 두통이 있을 때 등에 효과가 있다.

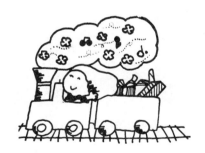

두통을 치료하는 급소는 머리와 손발에 있다. 릴렉스하여 머리를 가볍게 돌리는 체조도 효과적.

●두통으로 인한 불면을 해소하는 지압과 체조 ●

발의 급소 찾는 법
태돈(太敦)

엄지발가락의 발톱이
난 곳에서 2㎜

지음 (至陰)

새끼발가락의 발톱이
난 곳에서 2㎜

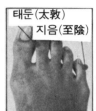

태돈(太敦)
지음(至陰)

목의 급소 찾는 법
풍부(風府)

새끼손가락을 잡듯이
지압한다.

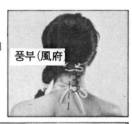

풍부(風府)

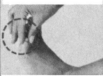

지압법 (지음)

새끼발가락을 잡듯이
하여 지압한다.

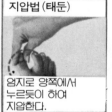

지압법 (태돈)

엄지로 양쪽에서
누르듯이 하여
지압한다.

지압법 (풍부)

집게손가락이나 가운데
손가락으로 강하게
누른다.

손의 급소 찾는 법
상양(商陽)

집게손가락의 손톱이 난 곳에서 2㎜
중충(中衝)

가운데손가락의 손톱이 나 있는 곳에서 2㎜
관충(關衝)

약지의 손톱이 나 있는 곳에서 2㎜

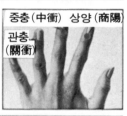

중충(中衝) 상양(商陽)
관충
(關衝)

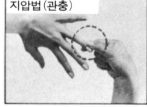

지압법 (관충)

약지의 손톱이 나 있는 곳 옆을
지압한다.

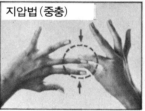

지압법 (중충)

가운데손가락을 잡듯이 하여
지압한다.

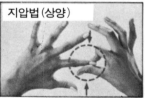

지압법 (상양)

집게손가락을 잡듯이 하여
지압한다.

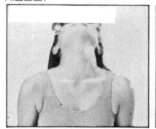

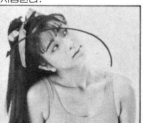

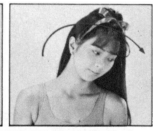

② 목의 힘을 빼고 머리를 뒤로
숙이고 3~5분 정도 조용히 쉰다.

①릴렉스 된 자세로 머리를 작게 점차 크게 돌린다. 왼쪽과,
오른쪽에 2회씩 실시한다.

위(胃)가 아파서 숙면할 수 없다

지나치게 마시거나 먹는 불규칙한 생활은 위(胃)를 상하게 한다. 또 위는 스트레스와도 밀접한 관계가 있고 정신적인 긴장 때문에 위통(胃痛)을 일으키는 사람도 상당히 많은 듯하다.

위궤양의 원인 중 하나에 스트레스가 있다는 것은 잘 알려져 있다.

수면 부족도 위통의 원인이 된다. 따라서 불면이 위의 통증을 일으키고 그 위통이 수면을 방해하는 악순환이 된다.

단 위통은 충수염(虫垂炎)이나 담석(膽石) 등으로도 일어나므로 이들 소화기계의 병과 구분할 필요가 있다. 또 약물 중독이나 알레르기에 의해 위통이 나타나는 경우도 있다. 걱정이 되는 사람은 한번 검사해 보기 바란다.

위통에 효과가 있는 급소

불규칙한 식사를 계속하거나 알콜을 많이 마시는 사람은 우선 그 습관을 고쳐야 한다. 또 변비나 과로도 위통의 원인이 되므로 규칙적인 생활을 하는 것이 중요하다. 그런 다음, 이하에 서술하는 급소를 지압한다. 특히 급격한 통증은 이쑤시개를 10개 정도 고무줄로 다발을 만들어 찌르면 보다 효과적이다.

위통에 효과가 있는 급소는 손발에 많이 있다. 위가 아픈데 손이나 발의 급소를 사용하는 것은 의외일지 모르지만 각각의 급소는 경락(經絡)이라는 네트워크로 연결되어 있어 위통을 치료하는 작용이 있는 경락이 손이나 발에도 연결되어 있는 것이다.

내관(內關)··· 손목 안쪽 중앙에서부터 손가락 3개 만큼 팔꿈치쪽에 있는 급소이다. 위통 외에 불면증 자체에도 효과가 있다.

대릉(大陵)··· 손목을 구부렸을 때 생기는 손바닥쪽 주름 중앙에 있다.

발의 삼리(三里)··· 무릎뼈가 튀어나온 곳에서 3cm 정도 바깥쪽에 있다. 위통은 공복시에 일어나는 것과 만복시(滿腹時)에 일어나는 것이 있는데, 발의 삼리는 특히 식사 중이나 식후에 아픈 경우에 유효하다.

양구(梁丘)··· 무릎 바깥쪽, 슬개골 외곽에서 5cm 정도 되는 곳에 있는 급소이다. 특히 급격한 위통에 효과가 있다.

신궐(神闕)··· 배꼽에 있다. 위장의 작용을 정상화하고 위통과 관계 깊은 변비를 고치는 효과도 있다.

위통을 완화시키는 한방 처방

감초사심탕[甘草瀉心湯 ; 반하 5, 감초 3.5, 황령·인삼·대추 각 3, 말린 생강 2, 황련 1]··· 위통이 있을 때는 비록 잠이 들었더라도 무서운 꿈을 꿔 깨는 경우가 자주 있다. 위장이 약하여 위가 무거울 때, 설사로 복통이 있을 때 증상을 완화시키는 처방이다.

손목 안쪽 중앙에서 손가락 3개 만큼 팔꿈치쪽의 급소를 이쑤시개를 다발로 만들어 찌른다.

●위통을 완화시켜 잠들기 위한 급소●

지압법 (대릉)
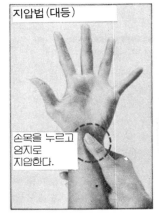
손목을 누르고 엄지로 지압한다.

지압법 (내관)
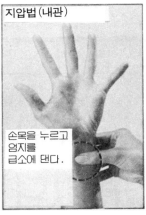
손목을 누르고 엄지를 급소에 댄다.

손목 급소 찾는 법
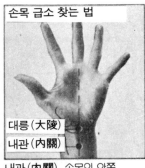
대릉 (大陵)
내관 (內關)

내관 (內關) 손목의 안쪽 중앙에서 손가락 폭 3개 만큼 팔꿈치 쪽
대릉 (大陵) 손목의 주름 중앙

지압법 (발의 삼리)
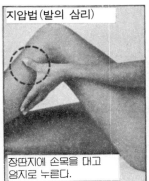
장딴지에 손목을 대고 엄지로 누른다.

지압법 (양구)
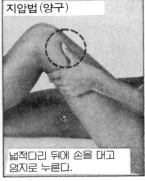
넓적다리 뒤에 손을 대고 엄지로 누른다.

발의 급소 찾는 법
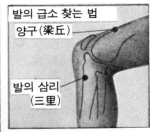
양구 (梁丘)
발의 삼리 (三里)

발의 삼리 (三里) 무릎뼈 튀어나온 곳에서 3cm 바깥쪽
양구 (梁丘) 무릎 바깥쪽에 있는 슬개골에서 위쪽으로 5cm

온열 자극법 (신궐)
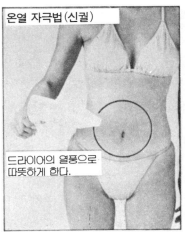
드라이어의 열풍으로 따뜻하게 한다.

배의 급소 찾는 법
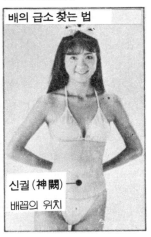
신궐 (神闕)
배꼽의 위치

13 원인별·당신에게 가장 좋은 불면증 치료법

생리통이 심해서 잠을 잘 수 없다

생리통은 개인차가 커서 고통없이 끝나는 사람이 있는 한편 통증이 상당히 심해서 자기는커녕 그저 옆으로 누워 있기조차 괴로운 사람도 있다.

이럴 때는 다음에 든 지압 자극이 효과적이다. 생리불순이나 갱년기에 접어든 무렵에는 여러 가지 부정수소도 때때로 시험해 보기 바란다.

생리통에 효과가 있는 급소

수천(水泉)… 안쪽 복사뼈와 아킬레스건 사이에 있다. 강하게 지압하는 것 이외에도 이쑤시개를 10개 정도 다발로 하여 동그란 부분을 급소에 대고 자극을 주어도 좋을 것이다.

양지(陽池)… 손목의 손등 중앙에 있는 단단하고 굵은 근육의 약간 새끼손가락 쪽 오목한 곳에 있다.

관충(關衝)… 손의 넷째손가락 손톱이 난 곳의 바깥쪽 약 2㎜ 되는 곳에 있다.

신궐(神闕)… 배꼽에 있는 급소이다. 배꼽을 중심으로 한 부위를 드라이어의 온풍으로 따뜻하게 한다.

요안(腰眼)··· 장골 튀어나온 곳 아래에 생기는 오목한 곳에 있다. 등뼈를 끼듯이 하여 손가락 폭 3개 만큼 바깥쪽이다. 엄지를 사용하여 자신이 강하게 지압한다. 엎드려서 다른 사람에게 지압을 해받아도 좋을 것이다. 좌우의 급소를 균등한 힘으로 누르는데 왼쪽 급소는 허리 쪽의 통증, 오른쪽 급소는 복부의 통증에 특히 효과가 있다.

생식구(生殖區)··· 눈꼬리 위의 머리카락이 난 곳 옆에서 3~4cm 위쪽에 있고 성(性)이나 생식(生殖)에 관계하고 있는 '표'이다. 브러시로 두부를 구석구석까지 두드리듯이 하여 자극한다. 생식구의 자극은 생리통일 때 뿐만 아니라 평소부터 습관을 들여 놓으면 생리 때의 통증을 미연에 방지할 수 있다.

손을 따뜻하게 하여 치료한다

생리통을 일으키는 사람은 생리 때 혈액의 흐름이 정체되어 있다. 이 혈액의 흐름을 좋게 하기 위해서는 온열 자극을 주는 것이 좋다. 복부에 드라이어의 온풍을 대는 것도 한 방법이지만, 또 한 가지 손을 따뜻하게 하는 것도 좋을 것이다. 세면기나 대야에 다소 뜨겁게 느껴지는 물을 담고 여기에 양손을 손목까지 넣은 다음, 10분 정도 그대로 둔다. 손이 빨갛게 되면 꺼낸다.

생리통을 완화시키는 한방 처방

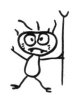

　　작약감초탕[芍藥甘草湯 ; 작약(芍藥)·감초 각 4~8]··· 체력이 약한 사람도, 보통인 사람도 누구나 먹을 수 있는 처방이다. 생리통과 같은 근육이 당기는 통증을 완화시켜 편안한 기분이 되는 효과가 있다.

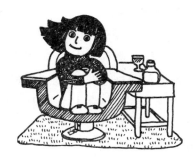

안쪽 복사뼈와 아킬레스건 사이를 강하게 누른다. 손과 배를 따뜻하게 하는 것도 좋다.

●생리통을 완화시켜 수면에 드는 지압과 자극 ●

이쑤시개로
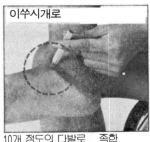
10개 정도의 다발로 족한 쪽으로 누른다.

지압법 (수천)
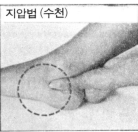
엄지로 강하게 누른다.

발의 급소 찾는 법
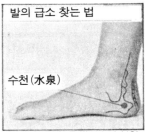
수천(水泉)

안쪽 복사뼈와 아킬레스건 사이

지압법 (관충)
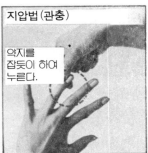
약지를 잡듯이 하여 누른다.

지압법 (양지)
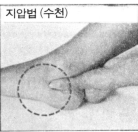
손목을 누르며 엄지로 급소를 누른다.

손의 급소 찾는 법
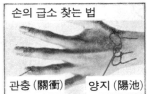
관충(關衝)   양지(陽池)

양지(陽池)
손목의 손등쪽 등심에서 약간 새끼손가락쪽
관충(関衝)
약지의 손톱이 난 곳에서 2㎜

지압법 (요안)
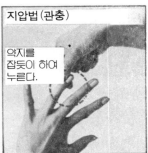
두손의 엄지를 댄다

허리 급소 찾는 법
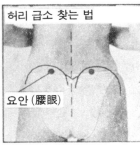
요안 (腰眼)

늑골 튀어나온 곳 아래

따뜻이 한다.
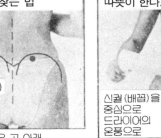
신궐(배꼽)을 중심으로 드라이어의 온풍으로

자극법
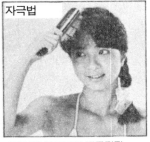
브러시로 구석구석 두드린다.

머리의 급소 찾는 법
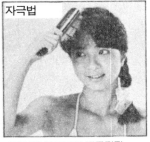
생식구(生殖區)

눈꼬리 위의 머리카락 난 곳에서 3~4㎝ 위

손을 따뜻하게 한다
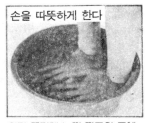
약간 뜨겁게 느낄 정도의 물에 두손을 넣고 10분 정도 덥힌다.

1 심한 불면은 이렇게 해서 고친다

따뜻하게 하여 고친다

불면증은 근육 결림이나 냉증이 원인이 되고 있는 경우가 많은데, 이것을 제거하기 위해서는 원인이 되고 있는 부분을 따뜻하게 할 필요가 있다.

손끝, 발끝이 차다고 느껴지는 '냉증'에서는 몸은 말초신경에 혈액을 보내어 체온을 조정하려 하기 때문에 필요 이상의 일을 강요하고, 또 어깨나 허리에 결림이 있는 경우에도 혈액순환이 스무스하게 되지 않는다는 식으로 그 어떤 경우에나 자율신경의 작용이 약해져 있는 것이 불면의 큰 원인이 되고 있기 때문이다.

그러므로 몸을 따뜻하게 하여 근육의 긴장을 풀고 혈액순환을 좋게 하는 것과 함께 정신도 릴렉스시키는 것이 불면 해소의 포인트 중에 하나가 되는 것이다.

다음과 같은 연구를 해보는 것은 어떨까.

드라이어로 따뜻하게 한다

근육이 왠지 딱딱하게 느껴질 때는 그 부분에 드라이어의 온풍을 댄다.

뜨겁다고 느껴지면 드라이어를 약간 떼고 조금 식으면 다시 드라이어를 가까이 댄다. 이것을 반복한다.

증기 타올로 따뜻하게 한다

타올은 뜨거운 물에 담아 고무장갑을 끼고 잘 짠다. 타올을 조금 식혀 결림이 있는 부위에 댄다. 타올이 식어도 결림이 가라앉지 않을 때에는 다시 한번 타올을 더운 물에 적셔 결리는 부위에 대는 것을 10~15분 반복한다. 그때 타올을 비닐 봉지로 감싸 두면 열의 발산이 방지되어 온열 효과를 오래 지속시킬 수 있다.

체온으로 따뜻하게 한다

두 손을 마주하여 비빈다. 손바닥이 뜨거워지면 그대로 두 손을 겹쳐 배에 얹는다. 마찰열이 복부에 전해져 생리통일 때 등의 통증이 가벼워지고 불면에 큰 효과가 있다. 어깨가 아플 때는 어깨에, 허리가 아플 때는 허리에 이 방법을 그대로 응용할 수 있다.

발을 따뜻하게 한다

또 소위 '두한족열(頭寒足熱)'은 불면해소에도 큰 효과가 있다. 40도 정도의 물을 양동이에 넣고 자기 전에 3~5분 간 담근다. 따끈 따끈해지면 두 발의 물기를 충분히 닦아 발을 타올로 감싸고 그대로 이불 속으로 들어간다. 발이 차가워지지 않고, 혈액순환도 양호해지므로 곧 잠을 잘 수 있을 것이다.

근육의 결림이나 몸의 냉증이 원인일 때는 몸을 따뜻 하게 하여 혈액순환을 좋게 할 것.

●불면을 해소하는 몸 따뜻하게 하는 법●

체온으로

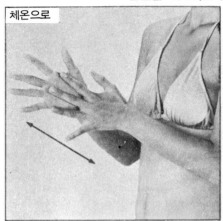

① 두손을 마주하여 쓱쓱 비빈다.

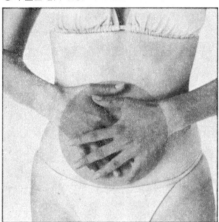

② 손바닥이 뜨거워지면 두 손을 겹쳐 복부에 댄다.

드라이어로

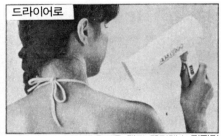

근육의 결리는 부분에 온풍을 댄다. 뜨겁게 느껴지면 드라이어를 약간 떼고 다시 가까이 대는 일을 반복한다.

증기 타올로

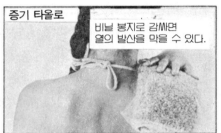

비닐 봉지로 감싸면 열의 발산을 막을 수 있다.

뜨거운 물에 담군 타올을 고무장갑을 끼고 짜서 식은 후에 결리는 부분에 댄다. 식으면 다시 타올을 더운물에 담구어 환부에 댄다. 10~15회 반복한다.

더운물을 사용하여

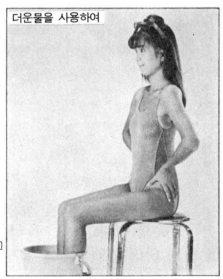

양동이에 40도 정도의 더운물을 넣고 자기 3~5분 전에 두발을 덥힌다. 물기를 충분히 닦아내고 발을 감싼 다음 이불 속으로 들어간다.

2 심한 불면은 이렇게 해서 고친다

식혀서 고친다

잘 수 없는 원인의 하나에 '더워서'라는 것이 있다. 단순히 한 마디로 '덥다'라고 해도 기온이 높은 외부의 상황과 본인에게 열이 있어서 더운 때와는 당연히 그 대처 방법이 달라진다. 여기에서는 양자 각각에 대응한 입면술(入眠術)을 생각해 보자.

드라이어로 식힌다

몸의 뜨거운 부분에 드라이어의 냉풍을 대는 방법이다. 드라이어는 몸에서 5~6cm 떼어 몸이 바람으로 식으면 잠시 몸에서 떼는 행동을 4~5회 반복한다.

열 오름이나 어깨 결림으로 인한 불면 해소에 효과가 있다.

아이스논으로 식힌다

기온이 높아서 잘 수 없을 때의 방법이다. 어떤 방법으로든 시원하기만 하면 되지만 그렇다고 해서 에어컨을 밤새도록 켜 놓을 수는 없다. 우선은 아이스논을 사용하여 두부를 식히자.

아이스논은 극도로 머리를 식히지 않도록 타올로 감싸 베개 대신으로 삼는다. 열을 제거하는 것이 목적이므로 특히 식힐 곳에 신경쓸 필요는 없다. 또 후두부만을 식힌다고 정해져 있는 것은 아니므로 엎드려 측두부를 식혀도 좋다.

이마를 식히고 싶을 때는 마스크식으로 되어 있는 아이스논을 이용
하면 편리할 것이다.

아이스논은 대체로 2시간 정도 후에는 상온(常溫)이 되는데, 머리
를 식혀 입면할 수 있으면 그 이상 식히지 않아도 될 것이다. 2시간이
걸려도 불면 증상이 사라지지 않을 때는 의사의 진단을 받는 것도
생각해 보자.

얼음 주머니로 식힌다

감기에 걸렸거나 그밖의 병으로 열이 나서 잘 수 없을 때는 일시적
이기는 하지만 얼음 주머니를 이용한다. 이마에 타올을 대고 그 위에
얼음을 넣은 비닐 주머니를 얹는다. 타올을 대는 것은 극단적인 차거
움을 방지하기 위해서이다. 같은 의미로 장시간 얼음 주머니를 계속
대는 것도 피하는 편이 좋을 것이다. 아무리 열이 있다고 해도 지나치
게 차가워지면 두부의 혈관을 축소시켜 혈액순환을 떨어뜨려 버린
다. 어디까지나 입면까지의 방법임을 명심하자.

단, 얼음 주머니는 수면을 유혹하는 도구에 지나지 않으며, 병 그
자체를 치료하는 것은 아니다. 원인이 되고 있는 병은 전문의의 진단
을 받아 빨리 치료하도록 하자.

드라이어의 냉풍을 몸의 곳곳에 댄다.

●불변을 해소하는 몸 식히는 법 ●

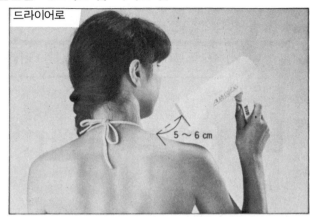

드라이어로

5 ~ 6 cm

열이 나는 부분에 찬바람을
댄다.
몸이 식으면 조금씩 떼고 또
댄다. 4~5회 반복한다.

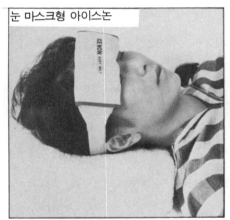

눈 마스크형 아이스논

이마를 중점적으로 식힐 때 이용한다.

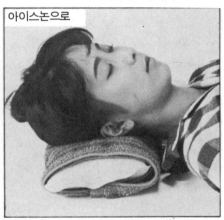

아이스논으로

아이스논을 차게 하여 목욕 타올로 감싸 베개
대신으로 삼는다.

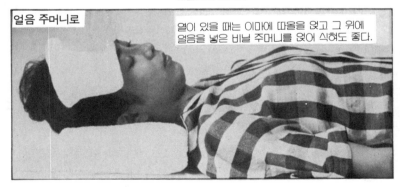

얼음 주머니로

열이 있을 때는 이마에 따올을 얹고 그 위에
얼음을 넣은 비닐 주머니를 얹어 식혀도 좋다.

3 심한 불면은 이렇게 해서 고친다

마사지로 고친다

지압이 급소라는 몸의 한 점을 누르는 것인데 비해 마사지는 좀더 넓은 면적을 주물러 푸는 데에 적합하다.

불면증의 원인이 많다고 해도 그것을 밝혀 보면 정신적인 피로나 육체적인 피로가 대부분이다. 마사지는 이런 피로를 몸 밖에서 자극해 줌으로써 푸는 방법으로, 근육의 결림을 푸는 것과 함께 정신을 안정시키는 작용이 있어 수면에 들기 쉽게 한다.

등의 마사지

등과 어깨 결림에 유효한 방법으로, 다른 사람에게 해 받는 편이 좋을 것이다. 마사지 하는 사람은 손을 좌우 대칭으로 두고 손바닥 전체를 마사지할 급소에 붙인다. 그리고 천천히 손을 이동시키는 것이 마사지를 잘 하는 요령이다. 등을 마사지할 때는 허리에서부터 어깨로 부드럽게 올리듯이 손을 이동시킨다.

허리의 마사지

오랜 시간 같은 자세를 취하고 있어서 허리에 통증을 느꼈을 때나 생리통일 때 효과가 있다.

허리 부분에 손바닥을 대고 천천히 원을 그리듯이 마사지한다.

또 이런 종류의 진통은 넓은 면적을 누르는 것 뿐만 아니라 장골

(腸骨) 튀어나온 곳 아래에 있는 급소인 요안(腰眼)을 중점적으로 마사지하는 것도 좋을 것이다. 엄지의 배를 대고 주물러 푼다. 자신이 마사지할 때는 허리에 손을 대면 하기 쉬울 것이다.

손과 발의 마사지

불면의 원인이 되는 홍분·긴장·달아오름을 제거하는 데 유효한 것이 손발의 마사지이다. 이 방법은 말초의 혈액순환을 좋게 하는 것에 의해 체조(體調)를 정비하고 또 불면 해소에 도움이되는 급소 주변을 자극할 수 있기 때문에 이중효과를 기대할 수 있다.

장딴지의 마사지는 한쪽 다리씩 두 손을 사용하여 실시한다. 무릎을 구부리고 앉아 두 손으로 장딴지를 잡듯이 하여 발끝에서부터 무릎을 향해 주물러 푼다.

손가락, 발가락은 마사지할 곳이 적으므로 손가락 배로 잡듯이 하여 주물러 푼다. 잡은 손가락을 상하좌우로 천천히 움직인 뒤, 손가락 끝을 당긴다. 이것을 손발 오지(五指)에 모두 순서대로 반복한다.

손가락은 정성스럽게 마사지하면 점점 따뜻해진다. 또 손톱이 붉은 기를 띨 것이다. 이 온기와 손톱 색의 변화가 마사지 시간의 기준이 된다.

등, 장딴지는 손바닥을 사용하여, 손·발가락은 손가락으로 잡듯이 하여 주무른다

●잠이 잘 오게 하는 마사지 ●

등의 마사지

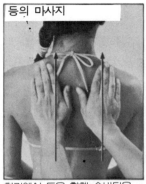

허리에서 등을 향해 손바닥을
미끌어 뜨린다.

② 허리 마사지

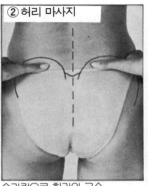

손가락으로 허리의 급소
(요안)를 주물러 푼다.

① 허리 마사지

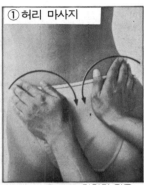

허리에 손을 대고 천천히 원을
그리듯이 움직인다.

장딴지 마사지

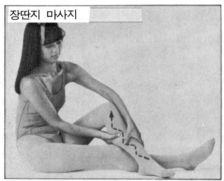

두 손으로 장딴지를 잡아 발 끝에서 무릎을
향해 주무른다.

마사지 할 부위

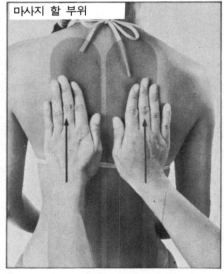

발가락의 마사지

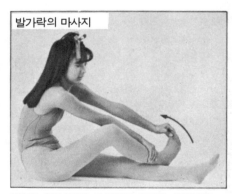

손발의 오지 (五指) 순서대로 손가락, 발가락이
따뜻해질 때까지 마사지한다.

손가락 마사지

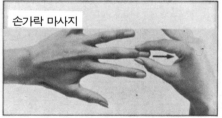

손가락으로 잡아 상하·좌우로 주물러 풀고,
그 후에 손가락 끝을 당긴다.

심한 불면은 이렇게 해서 고친다

지압으로 고친다

좀처럼 잠을 이룰 수 없을 때, 잠자리 속에서도 간단히 할 수 있는 불면 해소법이 지압이다.

불면을 치료하기 위해서는 우선 그 원인을 제거하는 것이 중요하다. 그런 다음, 지압으로 신경의 흥분을 누르고 상쾌한 수면으로 들어가는 것이다.

불면에 효과가 있는 지압의 급소

안면(安眠)… 귓볼 아래의 조금 뒤에 튀어나와 있는 뼈(유양돌기)를 전후로 끼듯이 하여 앞에 안면①, 뒤쪽에 안면②가 있다.

각기 지압을 해도 상관은 없지만 집게와 가운데손가락으로 유양돌기를 끼듯이 하여 누르면 양쪽을 함께 지압할 수가 있다. 이쑤시개의 둥근 쪽으로 아플 정도의 자극을 수회 반복하는 것도 효과적이다. 이때는 이쑤시개를 10개 정도 고무줄로 묶어 사용하면 급소에 정확하게 닿을 확률이 높아진다.

실면(失眠)… 엄지발가락과 뒤꿈치를 연결하는 선과 바깥 복사뼈와 안쪽 복사뼈를 잇는 선이 교차하는 위치에 있다. 단단한 곳이므로 엄지로 지압하는 것 외에 증상에 따라서는 주먹으로 몇 회 두드리기도 하고 나무 망치로 두드리는 것도 좋을 것이다. 또 드라이어로 온열 자극이나 냉자극을 주는 것도 유효하다.

지압법

불면에 효과가 있는 급소를 알고 있어도 급히 무턱대고 그곳을 누르면 되는 것은 아니다. 지압은 처음부터 강하게 누르는 것이 아니라 서서히 힘이 들어가게 하는 것이 기본이다.

누르는 힘은 2~7kg 정도가 기준이 된다. 한번 헬스미터 등을 손가락으로 눌러 보아 그 감각을 잡아 두면 좋을 것이다. 단 지나치게 강한 자극은 오히려 신경을 흥분시켜 역효과가 나기도 한다. 본인이 가장 상쾌하다고 느낄 정도의 힘으로 지압하는 것이 이상적이다.

지압을 할 때는 주로 손가락의 배부분을 사용하여 급소를 중심으로 작게 원을 그리면서 힘을 가해간다. 어느 급소든지 몸의 중심을 향해 누르는 것이 원칙이다.

누르는 시간은 증상의 정도에 따라서 여러 가지이지만 3초에서 10초 정도가 기준이 된다.

어느 급소나 조금씩 힘을 넣어 잠시 누르고, 그 뒤 또 조금씩 힘을 빼가는 것이 요령이다. '1, 2, 3… 1, 2, 3…'이라고 천천히 세면서 행하면 좋을 것이다.

또 편한 자세를 취하고 몸을 충분히 릴렉스시킨 뒤에 시작하는 편이 효과가 있다.

서서히 힘을 넣어 '안면', '실면'을 누르고 서서히 힘을 빼가는 것이 기본.

●불면을 해소하는 데 능숙한 지압법 ●

이쑤시개로
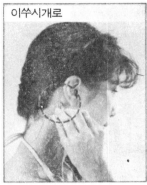
이쑤시개를 10개 정도 다발로 만들고 뾰족한 쪽을 급소에 대고 누른다.

지압법 (안면)
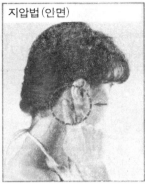
집게와 가운데손가락으로 유상돌기를 끼듯이 하여 누른다.

머리의 급소 찾는 법 (안면)
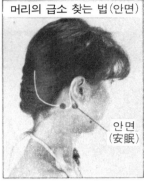
안면 (安眠)

귓볼 뒤의 유상돌기 앞뒤
① 앞이 안면, ② 뒤가 안면

능숙하게 지압하는 법
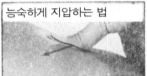
손가락의 배를 사용한다.
몸의 중심을 향해 누른다.

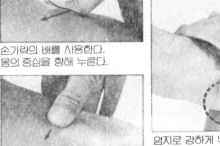
누르는 시간은 3～10초 힘을 조금씩 주었다가 다시 조금씩 힘을 뺀다.

지압법 (실면)
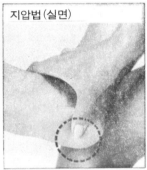
엄지로 강하게 누른다.

발의 급소 찾는 법 (실면)
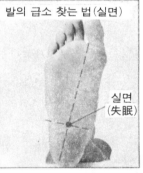
실면 (失眠)

발바닥에서 엄지발가락과 뒤꿈치를 잇는 선과 바깥쪽 복사뼈, 안쪽 복사뼈를 잇는 선이 교차되는 곳.

드라이어로
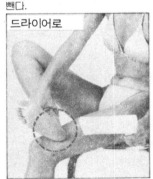
온열 자극이나 냉자극을 뒤꿈치에 댄다.

나무 망치로
뒤꿈치를 중심으로 몇 회 두드린다.

주먹으로
주먹으로 몇 회 두드린다.

5 심한 불면은 이렇게 해서 고친다

목욕, 샤워로 고친다

목욕으로 고친다

옛날에는 아침엔 목욕을 잘 하지 않았으나 불면을 치료하는 데는 유효한 수단이다.

불면으로 고생하는 사람은 아침에 상쾌하지가 못하다. 머리도 몸도 산뜻하지 않고 일을 할 의욕도 없다. 그러나 아침에 목욕을 하여 이러한 불쾌감을 제거하면 충분히 자지는 못했어도 그런대로 기분은 나아질 것이다.

아침에 목욕을 할 때는 42~45도 정도의 뜨거운 물에 하는 것이 효과가 있다. 뜨거운 목욕은 교감신경을 긴장시켜 처져 있는 기분을 수축시키고 의욕을 일으키게 하는 효과가 있는 것이다.

인간의 호흡, 혈액순환, 소화 등의 기능을 지배하고 있는 자율신경에는 교감신경과 부교감신경이 있다. 낮에는 교감신경이 활발해지고 몸의 신진 대사 기능이 높아져 활동적인 상태가 된다. 한편 밤이 되면 부교감신경이 높아져 대사 기능을 억제하여 수면하기에 좋은 상태가 된다.

이 교감 · 부교감 신경의 조절에 의해 몸의 리듬이 생긴다. 불면증인 사람은 이 교감신경과 부교감신경의 교체가 잘 되지 않는 것이다.

아침에 뜨거운 물로 목욕을 하면 자율신경이 바른 리듬을 되찾아

머리와 몸이 상쾌하게 깨어난다. 반대로 밤에는 몸을 릴렉스시켜 긴장을 풀기 위해 미지근한 물로 천천히 씻으면 좋을 것이다.

샤워로 고친다

젊은 사람들에게는 목욕 보다 샤워가 인기가 있는 것 같다. 샤워를 하는 경우도 아침에는 뜨거운 물로, 밤에는 미지근한 물로 한다는 원칙에는 변함이 없다.

특히 자율신경의 혼란에 의해 불면증에 걸린 사람은 양쪽 어깨나 견갑골(肩甲骨) 주변이 결리는 경우가 많으므로 우선 이 결림이 있는 부위에 샤워를 한다. 그리고 등뼈를 따라 허리 부위까지 바로 아래에서 허리에 걸쳐 T자를 그리듯이 샤워를 한다. 근육의 긴장이 풀리고 혈액순환이 좋아지며, 정신의 긴장도 풀린다. 또 폐유(肺兪), 심유(心兪)라는 호흡기나 순환기의 급소를 자극하는 효과도 있다.

아침 샤워는 길게 해서는 그다지 효과가 없다. 3분 정도로 끝내고 샴프를 하면 머리가 상쾌해질 것이다. 마지막으로 전신에 샤워를 한 다음, 곧 타올로 닦아낸다.

이것을 매일 아침 계속하면 저녁에도 자연스럽게 숙면할 수 있게 될 것이다.

뜨거운 듯한 물로 하는 아침 목욕은 흐트러진 자율신경을 정비하여 상쾌한 아침을 맞게 한다.

●잠을 잘 깨게 하는 목욕, 샤워하는 방법●

효과적인 목욕법

아침, 목욕할 때 42~45도의 더운물에 잠깐 들어가면
기분이 상쾌해지고 몸의 대사가 활발해진다.
밤에 목욕할 때 미지근한 물에 천천히 목욕을 하여
몸을 릴렉스시킨다.

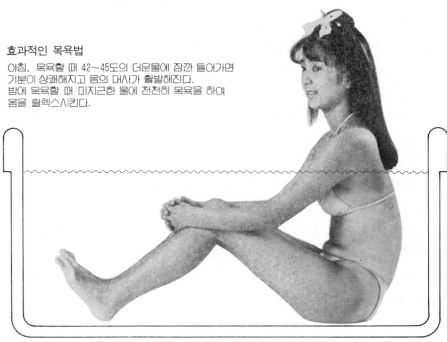

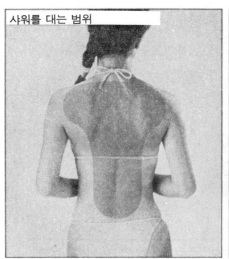

샤워를 대는 범위

어깨에서 허리에 걸쳐 T자를 그리듯이 샤워를
하면 결림이 풀리고 혈액순환이 좋아지며,
정신의 긴장도 풀린다.

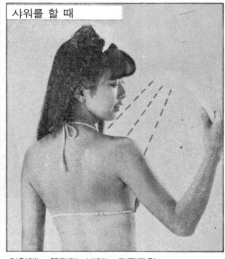

샤워를 할 때

아침에는 뜨겁게, 밤에는 미지근한
물로 샤워를 한다.

6 심한 불면은 이렇게 해서 고친다

호흡법으로 고친다

호흡은 심신의 긴장과 밀접한 관계가 있다. 호흡 방법에는 흉식(胸式)과 복식(腹式)이 있고, 보통 남성은 복식, 여성은 흉식으로 호흡하고 있는 것 같다.

배에 힘을 넣어 천천히 길게 숨을 내뱉는 복식 호흡은 부교감신경을 높이고 심신을 릴렉스시킨다. 심한 분노를 느꼈을 때, 심호흡을 하면 감정폭발을 억제할 수 있다는 것은 여러분도 경험으로 알고 있을 것이다. 반대로 가슴 끝에 힘을 넣어 숨을 빨아들이는 흉식 호흡은 교감신경을 높이고 심신을 긴장시키는 작용이 있다.

따라서 바른 복식호흡법을 마스터하면 심신의 긴장을 풀어 불면을 극복할 수 있는 것이다.

바른 자세 취하는 법

급소에서 윗부분, 즉 머리, 목, 손의 힘을 빼고 아랫배에서 다리에 걸친 하반신에는 힘을 넣는다.

우선 턱을 당기고 가슴을 앞으로 내밀며, 어깨를 좌우 수평으로 당기고 겨드랑이 아래를 벌린다. 겨드랑이 아래를 벌리는 정도는 겨드랑이 아래에 계란 1개를 낄 수 있을 정도이다. 이로써 어깨와 목의 힘이 빠질 것이다.

하반신에 힘을 넣기 위해서는 엄지발가락과 무릎 안쪽에 힘을 넣고

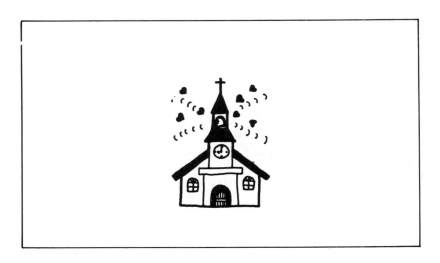

골반을 내리는 듯이 허리를 앞으로 찔러내며, 아랫배를 당겨 허리의 힘과 밸런스를 잡도록 한다.

복식호흡 방법

① 바른 자세로 아랫배를 당기면서 가능한 천천히 힘을 넣어 숨을 내뱉는다. 아랫배의 피부를 등뼈에 붙이는 듯한 기분으로 숨을 끝까지 내뱉는다.

② 배의 힘을 빼고 아랫배를 불룩하게 하면서 재빨리 숨을 빨아들인다.

이 사이 의식은 하복부에 집중시킨다.

단시간에서부터 시작하여 서서히 시간을 연장시켜 30분 정도 계속할 수 있게 한다.

가슴과 어깨의 긴장을 푼다

가슴과 어깨의 근육이 긴장되어 있으면 복식호흡을 잘 행할 수가 없다. 긴장을 풀기 위한 연습을 기억해 두자.

① 릴렉스하고 눈을 감고 쉰다. 힘을 넣지 말고 자연스럽게 심호흡을 몇 번 반복한 다음, 충분히 쉰다.

② 조용히 양쪽 어깨를 뒤로 당긴다. 이렇게 하면 견갑골 사이 부분에 긴장감이 생길 것이다.

잠시 긴장시킨 뒤, 갑자기 힘을 뺀다. 이 긴장과 탈력(脫力)을 1～2회 실시하고 마지막으로 힘을 빼고 쉰다.

③ 왼쪽 팔을 들어 가슴의 앞으로 돌린다. 왼쪽 가슴에 긴장을 느낄 것이다. 조금 후에 갑자기 힘을 뺀다. 이것을 1～2회 실시하고, 마지막으로 힘을 빼고 쉰다.

④ 오른팔도 마찬가지로 실시한다.

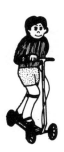

아랫배를 당겨 넣으면서 힘을 주어 숨을 내뱉고 배의 힘을 뺀 다음 재빨리 숨을 빨아 들인다.

●정신의 흥분을 가라앉히는 호흡법●

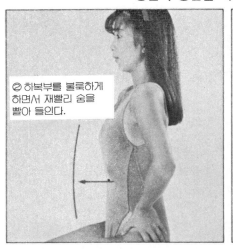

②하복부를 볼록하게
하면서 재빨리 숨을
빨아 들인다.

복식 호흡법

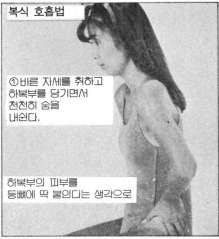

①바른 자세를 취하고
하복부를 당기면서
천천히 숨을
내쉰다.

하복부의 피부를
등뼈에 딱 붙인다는 생각으로

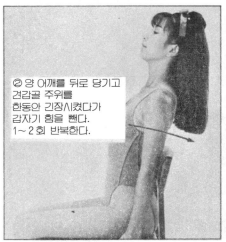

②양 어깨를 뒤로 당기고
견갑골 주위를
한동안 긴장시켰다가
갑자기 힘을 뺀다.
1~2회 반복한다.

가슴과 어깨의 긴장 해소법

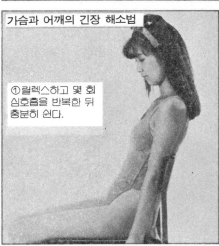

①릴렉스하고 몇 회
심호흡을 반복한 뒤
충분히 쉰다.

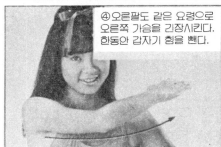

④오른팔도 같은 요령으로
오른쪽 가슴을 긴장시킨다.
한동안 갑자기 힘을 뺀다.

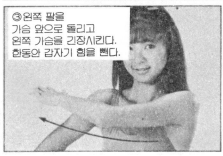

③왼쪽 팔을
가슴 앞으로 돌리고
왼쪽 가슴을 긴장시킨다.
한동안 갑자기 힘을 뺀다.

1 심한 불면은 이렇게 해서 고친다

허브로 고친다

꽃이나 잎의 향기에 상쾌함을 느낀 적은 없는가?

상쾌함이 정신안정에 크게 관여하고 있다는 것은 예상할 수 있는 일인데, 사실 이들 향기 속에는 인체에 작용하여 자율신경을 조정하기도 하고 신경을 가라앉히는 효능이 있으며, 불면증의 치료에도 상당히 적합하다. 여기에서는 손에 넣기 쉽고 불면증에 효과가 있는 허브의 사용법을 소개하겠다.

불면증을 치료하는 허브차

홍차를 마시는 것과 마찬가지의 요령으로 허브를 사용한다. 사기 또는 유리 포트에 허브를 넣고 열탕을 부어 그대로 몇 분 있는 것으로 간단히 만들 수가 있다.

카모밀… 허브 중에서 잎이 아닌 꽃 부분을 사용하는, 그리 많지 않은 종류의 차이다. 건조시킨 꽃을 3개 정도 넣는다. 진정 작용이 있고 불면증에 좋은 효과를 나타낸다.

레몬 밤… 레몬의 풍미를 갖고 있으며 꿀을 얻는 식물로 유명. 허브차 중에서도 그 풍미로 정평이 나있다. 중간 정도 크기의 것을 10cm 정도로 차로 만든다.

불면증을 치료하는 허브 바스

창포… 5월이면 창포로 목욕을 하는 습관이 있다. 이것은 일종의 의식이지만 창포의 향에는 스트레스를 완화시키는 작용이 있고, 불면을 치료하는 데도 효과적이다.

창포를 5∼6개 다발로 만들어 욕조에 넣고 우려낸다. 물론 5월 뿐만이 아니고 일년 내내 사용할 수 있다.

라벤더… 창포와 같은 요령으로 라벤더를 다발로 만들어 욕조에 넣는다. 향기가 수면을 유혹하고 또 습진이나 가려움증을 억제할 수 있으므로 가려움증에 의해 잘 수 없을 때는 꼭 시험해 보기 바란다.

라벤더에는 또 불안감을 억제하는 작용도 있으므로 '오늘 밤에도 자지 못할 것이다'라는 생각을 갖고 있는 사람에게 적합하다고 할 수 있을 것이다.

귤… 생귤의 껍질을 욕조에 넣는다. 청량감이 있고 혈액순환이 좋아지는 것과 함께 정신이 안정되어 잠이 들기 쉽게 된다. 식욕증진에도 효과가 있다.

이밖에 백화점이나 자연식품 코너에서 팔고 있는 정유(精油)에도 불면증을 완화시키는 효과가 있는 것이 있다. 불면을 치료하는 목욕용으로는 다음 분량을 1회분의 기준으로 사용하기 바란다.

버질유 2방울, 제라늄유 4방울, 히솝유 2방울

꽃이나 잎의 상쾌한 향기가 흥분된 신경을 가라 앉히고 편안한 수면으로 이끈다. 차도 만들어 마시거나 목욕용으로.

●불면증에 효과가 있는 허브●

허브 · 차	카모밀	꽃 부분을 3개 넣는다. 진정 작용이 있다.	
	레몬 밤	중간 정도의 크기의 것을 10㎝ 정도 사용한다.	
허브 · 바스	청포	5~6개 다발로 해서 넣는다.	
	라벤더	다발로 넣는다. 가려움을 진정시키는 효과도 있다.	
	밀감	껍질을 넣는다. 정신이 안정되어 수면을 취하기 쉬워진다.	
(정유)	비질유	2 방울	
	제라늄유	4 방울	
	히송유	2 방울	

체조로 근육의 결림과 긴장을 해소한다

불면증을 치료하는 방법 가운데 하나는 체조이다. 몸을 단련하거나 유연하게 만드는 것이 목적이 아니라 체조로 탈력에 들어가 낮 동안의 근육, 정신의 피로를 풀어 수면으로 유인하는 방법이다. 릴렉스 방법(릴렉션)이라고 해석하기 바란다.

일하고 있을 때의 근육 쓰임은 불평등하다. 사용하고 있는 근육은 지치고, 동시에 사용하지 않는 근육은 울혈되어 있어 이것이 불면의 원인이 되는 경우가 적지 않다. 특히 하루 내내 같은 자세를 취하고 있는 사람은 체조에 의해 단시간에 수면으로 들어갈 수 있게 된다.

다음에 소개하는 체조는 자기 전에 5분 정도면 행할 수 있을 정도의 간단한 것인데, 근육의 결림을 풀고 수면에 들어가기 쉽게 하는 효과가 있다.

입면을 위한 체조는 몸을 릴렉스시키는 것이 중요하므로 지나치게 피로할 정도로 몸을 움직이는 것은 오히려 역효과가 난다. 느린 동작으로 힘을 넣을 때, 크게 숨을 빨아들이고 탈력할 때는 숨을 내쉬는 것이 포인트이다.

근육의 피로를 해소하고 잠을 푹 잘 수 있는 체조

① 무릎을 벌려 무릎을 세운 자세를 취한다. 그리고 허리에 손을 대고 상반신을 지탱한채로 목 근육을 펴는 듯한 느낌으로 몸을 뒤로 젖힌다. 발바닥 또는 바닥을 본다는 생각으로 천천히 몸을 젖히고 또 천천히 몸을 되돌려 조용히 쉰다.

② 앉아서 몸을 수축시키듯이 하여 머리를 무릎에 붙인다. 몸을 되돌리고 쉰다.

③ 발의 힘을 빼고 발가락을 엄지발가락에서부터 새끼발가락까지 순서대로 1개씩 잡아당긴다. 긴장을 느끼면 곧 손가락을 뗀다.

④ 누운 자세를 취하고 두 손으로 허리를 지탱하며 위쪽으로 들어 올린다. 이때는 허리에 신경을 집중시키는 것보다는 오히려 가슴을 젖힌다는 생각으로 실시하면 하기 쉽다.

⑤ 허리를 다 뻗었으면 숨을 토하면서 허리를 내리고 조용히 쉰다. 이때, 몸의 힘은 가능한 빼도록 한다.

체조에 의한 불면 해소는 하룻밤 한다고 해서 가능해지는 것은 아니므로 서두르지 말고 반복하기 바란다.

몸을 계속해서 풀고 정신을 릴렉스시키는 것이 수면으로 들어가는 조건이므로 잠자리에 들어가서는 '빨리 자고 싶다', '오늘은 잠을 잘 수 있을까'라고 걱정하지 말고 느긋한 마음을 갖도록 명심한다.

몸을 움직여 근육의 긴장과 결림을 해소하여 하루의 피로를 푼다.

●근육의 긴장을 푸는 체조 ●

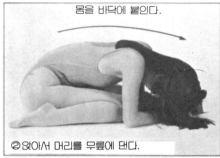

몸을 바닥에 붙인다.

②앉아서 머리를 무릎에 댄다.

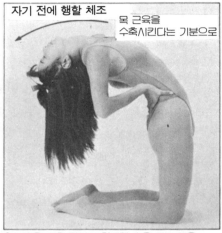

자기 전에 행할 체조

목 근육을
수축시킨다는 기분으로

①무릎을 세운 자세로 허리에 손을 대고 몸을
뒤로 젖힌다.

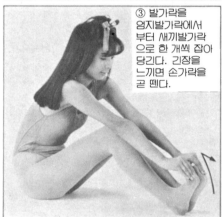

③ 발가락을
엄지발가락에서
부터 새끼발가락
으로 한 개씩 잡아
당긴다. 긴장을
느끼면 손가락을
곧 뗀다.

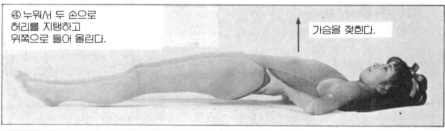

④ 누워서 두 손으로
허리를 지탱하고
위쪽으로 들어 올린다.

가슴을 젖힌다.

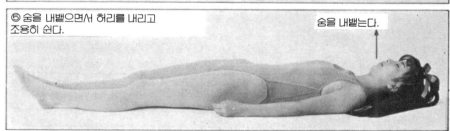

⑤ 숨을 내뱉으면서 허리를 내리고
조용히 쉰다.

숨을 내뱉는다.

9 심한 불면은 이렇게 해서 고친다

체조로 정신의 긴장을 푼다

잠에 들기 위해서는 정신을 릴렉스시키는 것이 중요하다. 이 정신 릴렉스법으로 눈과 입의 체조를 기억해 두자.

눈이나 입을 움직이는 것만으로 잘 수 있다는 말은 의외일런지도 모르지만 초조할 때 얼굴이 굳고 눈이 날카로워지며, 입가가 딱딱해 진다는 것은 누구나 경험한 적이 있지 않을까. 이것은 정신의 긴장이 안면(顔面)에 나타나고 있기 때문이다. 이것을 반대로 생각하여 얼굴의 릴렉스를 실시하는 것에 의해 정신 안정을 기하는 것이 입면(入眠) 전의 눈과 입 체조의 목적이다.

사실 눈 운동을 담당하는 신경은 대뇌의 전두부(前頭部)에 있고, 강인한 안정피로는 정신 피로를 일으키는 일조차 있다. 눈을 릴렉스 시킬 수 있으면 얼굴도 쉴 수가 있고, 또 이와 함께 입 체조도 실시하 면 정신 활동을 가라앉혀 수면에 들어가기 쉬워지는 것이다.

이하에 소개할 눈과 입의 체조는 긴장 상태의 릴렉스 상태를 번갈 아 실시하는 것으로, 긴장 지속 시간은 최초 1회는 약간 길게, 2회째 는 그 반(半), 3회째는 2회째의 반이라는 식으로 시간을 단축시켜 간다. 체조를 할 때는 몸에 쓸데 없는 힘이 들어가지 않도록 한다.

수면을 유인하는 눈의 체조 1

현대는 눈을 혹사하는 일이 많은 시대이다. 자기 전 뿐만 아니라 TV나 영화를 본 뒤에나 작은 활자를 본 뒤 등에도 체조를 실행하면 눈의 피로, 머리의 피로 회복에 도움이 된다.

① 편한 자세를 취한 후에 눈과 눈 사이, 코 위에 긴장을 느낄 정도로 눈썹을 찡그린다.

② 충분히 긴장이 느껴지면 곧 얼굴을 릴렉스시키고 쉰다. 이것을 3~4회 반복한다.

수면을 유인하는 눈의 체조 2

손가락을 모아 눈꺼풀 위에서 눈에 대고 조금 강하게 누른다. 눈꺼풀에 긴장을 느끼면 손가락을 곧 떼고 쉰다. 이것을 3~4회 반복한다.

수면을 유인하는 입의 체조

휘파람을 부는 요령으로 입술을 오무리고 앞으로 내민다. 이 상태를 한동안 유지한 후에 갑자기 릴렉스하여 쉰다. 이 동작을 3~4회 행한다.

또 입술을 내민 상태로 릴렉스하고, 그대로 릴렉스 상태를 계속하는 것도 좋을 것이다.

눈가, 입가를 긴장시켰다가 푼다. 얼굴의 표정을 릴렉스시키면 정신도 안정된다.

●정신의 안정을 기하는 얼굴 체조 ●

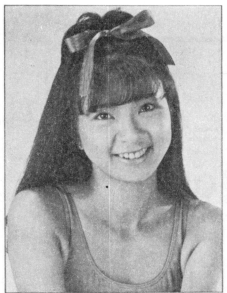

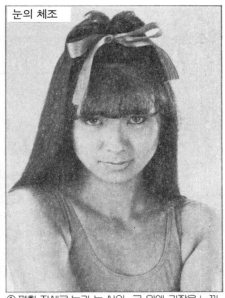

눈의 체조

② 얼굴을 릴렉스시켰다가 쉰다. 3~4회 반복한다.

① 편한 자세로 눈과 눈 사이, 코 위에 긴장을 느낄 정도로 눈썹을 찌푸린다.

입 체조

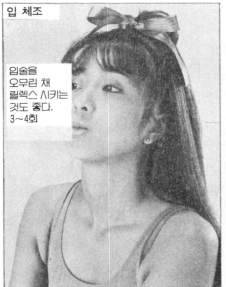

입술을 오무린 채 릴렉스 시키는 것도 좋다. 3~4회

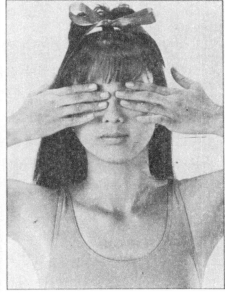

④ 휘파람을 불듯이 입을 오무리고 앞으로 찔러낸다. 한참 하다가 갑자기 릴렉스시킨다.

④ 두손을 눈꺼풀 위에 대고 강하게 누르고, 긴장을 느끼면 곧 떼고 쉰다.

10 ## 심한 불면은 이렇게 해서 고친다

푹 잘 수 있는
침실의 환경이란

평소엔 그렇지 않았는데 여행을 떠나 있을 때 등 갑자기 잠을 자지 못하는 사람이 있다. "잠자리가 바뀌어서 잠을 잘 수가 없다…" 라는 말을 자주 하는데, 여행지에서는 조명, 소음, 온도 등 잠자리를 둘러싼 환경 전부가 변한다. 가정에서는 다음의 점에 주의하자.

침실의 조명 · 차광은 이렇게 한다

'조명은 모두 끄고 캄캄해야 잠을 잔다', '스탠드 정도는 켜두어야 안심이다.'— 침실의 밝기에 관해서는 결국 그 사람의 습관이나 기호에 따라 달라지게 된다.

단, 충분한 수면을 얻기 위해서는 수면 중인 실내는 일정한 밝기를 유지하고 아침이 되어도 강한 빛이 들어오지 않도록 해야 한다. 차양이 없는 아파트나 맨션 등에서는 차광 커텐을 사용하는 것도 좋을 것이다. 이것은 창쪽은 검정이나 어두운 색, 안쪽은 레이스 같은 이중의 두툼한 커텐이 좋다. 그러나 보통은 한낮이 지나서까지 잘 필요는 없을 것이다. 또 요즘에는 검정 브라인드도 시판되고 있다.

그래도 빛이 신경 쓰이는 사람은 아이 마스크를 사용해도 좋을 것이다.

침실의 방음은 이런 방법으로

소음이 신경 쓰여 잠을 잘 수 없는 경우의 대책은 앞에서 서술했는데, 완전히 음성을 차단시키는 편이 안면이 가능한 상태라고는 단정할 수 없다. 시계 소리가 들리거나 단조로운 음악을 낮게 흘리는 편이 오히려 나은 사람도 있고, 사실 그런 '안면용 카세트 테이프'도 시판되고 있다.

실외(室外)의 소음을 방지하기 위해서는 방 전체 벽에 커텐이나 방음 매트를 까는 방법도 있다. 또 차광 커텐은 어느 정도의 방음 효과도 기대할 수 있다.

침실의 온도 · 습도는 이 정도로

침실의 온도는 여름에는 23~25도, 겨울에는 12~13도, 습도는 50~60% 정도가 적당하다. 여름에는 온도에, 그리고 겨울에는 습도에 주의해야 한다.

냉방을 사용할 경우에는 지나치게 되지 않도록 타이머를 세트한다. 또 실내가 건조해지기 쉬운 겨울에는 가습기를 사용하는 것도 유효하다.

침실의 인테리어는 이 점에 주의

편안한 분위기를 만들기 위해서는 눈에 띄는 색이나 디자인은 적합치 않다. 그리고 침구나 커텐, 주단 등의 색, 무늬에 조화를 갖게 한다. 찬색 보다는 따뜻한 색의 무늬를 선택하는 편이 좋을 것이다.

그 사람의 습관, 기호에 따라 대책은 달라진다. 차광 · 조명 · 방음 · 온도는 자신의 연구로.

●숙면할 수 없는 침실의 조건 ●

차광 대책	●브라인더 유(有)…닫는다. ●무(無)…차광 커텐(창옆에는 검정이나 어두운 색, 　안쪽에는 이중직 커텐을 이용한다.)
	●커텐…차광 커텐을 이용한다. ● (낮까지 잘 필요가 없을 때) 두꺼운 커텐과 얇은 커텐을 친다.
	●브라인드…검정 브라인드를 이용한다.
	●그 외…눈 마스크를 이용한다.
방음 대책	●안면, 실면의 급소에 지압을 한다. ●암벽에 커텐, 방음 매트를 깐다. ●차광 커텐을 친다. ●지나치게 조용하다고 느껴질 때는 단조로운 음악을 흘린다. 　'안면용(安眠用) 카세트'를 이용한다.
실온은	●여름에는 23∼25도 ●겨울에는 12∼13도 ●난방을 사용할 때는 타이머를 세트
온도는	●50∼65%가 적당하다. 　겨울에는 건조하기 쉬우므로 주의
색체는	●난색의 온화한 색을 선택한다.

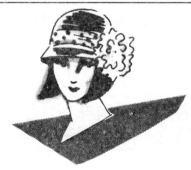

안면(安眠)을 약속하는 침구 선택법

푹신푹신하고 부드러운 침구 쪽이 푹 잘 수 있다―이렇게 생각하는 경향이 있는 것 같은데, 실제로는 반드시 그렇다고 할 수 없다. 역시 각자의 습관이나 환경에 따라 다르고 몸에 쓸데없이 부담을 주지 않는 침구를 스스로 선택한다.

까는 이불, 침대 선택법

이불에서 자느냐, 침대가 좋으냐 하는 것은 기호와 주택 사정의 문제이다.

까는 이불이나 침대의 매트리스가 너무 부드러우면 엉덩이와 등이 가라앉아 목이나 허리에 부담을 주게 된다. 또 몸이 잠겨 버려 수면중 움직임이 방해되는 것도 문제이다. 사람은 보통 하룻밤에 20회 이상 뒤척인다. 몸의 무게로 압박되고 있는 부분을 해방하고 피의 흐름을 좋게 하며, 체온을 조절하기 위해서 자유로이 뒤척일 수 있을 정도의 단단함이 필요하다.

면이나 털 대신 물을 넣은 물침대도 시판되고 있다. 적당한 단단함과 온도가 유지되고 있다고 하지만, 아직 고가이고 수도 적은 것 같다.

덮는 이불의 선택법

침실에 난방 설비가 없으면 겨울에는 많은 이불을 덮게 될 것이다.

그러나 두껍고 무거운 이불은 역시 몸의 움직임을 방해한다. 무거운 이불을 한 장 덮는 것 보다는 가볍고 얇은 이불이나 모포를 몇 장 겹쳐 덮는 편이 조절도 가능하고 게다가 더 따뜻하다. 전기 모포를 사용할 때는 온도가 너무 낮아지지 않도록 하는 동시에 실내가 건조되지 않도록 주의하자.

베개 선택법

베개의 재질이나 크기도 결국은 기호에 따라 달라진다. 그러나 너무 크거나 너무 높으면 목이 앞으로 숙여져 목의 근육이나 뼈에 부담을 주고 어깨 결림의 원인이 되기도 한다. 목에 있어서 가장 자연스러운 것은 누워서 약간 목뼈가 산 모양으로 만곡(灣曲)된 자세이다. 직경 8cm 정도의 베개를 준비하여 목 오목한 곳에 베개를 대면 목의 생리적인 만곡이 유지된다.

여름철에는 두부(頭部)가 감싸이는 푹신한 것 보다는 단단한 듯하고 통기성이 좋은 베개를 사용하는 편이 시원하다. 대나무나 등나무 자석 베개를 사용하는 것도 좋을 것이다.

잠옷 선택법

땀을 잘 흡수하고 통기성이 좋으며, 세탁하기 쉬운 것이라면 좋다. 소재는 목면이 좋겠고, 다소 여유가 있는 크기가 필요하다.

이불이나 베개는 푹신한 것 보다 다소 단단한 것 쪽이 몸에 부담을 주지 않아 숙면할 수 있다.

잠들기 쉬운 침구의 조건

잠옷
흡습성이 강하고, 통기성이 좋으며
세탁하기 쉬운 것. 소재는 목면이 좋고
크기는 여유가 있는 것, 형은 자유

까는 이불
침대나 이불에 구애될 필요는 없다. 단,
이불의 경우는 바닥과 침구 사이에 공간이
생겨 통기성이 좋아지도록 깔아 둔 채로는
있지 말 것. 이불은 모두 지나치게 푹신하지
않아 몸을 뒤척일 때 방해가 되지 않을
정도의 것이 기준이 된다.

덮는 이불
무거운 이불은 몸에 부담을 주므로
되도록이면 가벼운 것을 선택한다.
무거운 이불을 한개 덮는 것 보다
가벼운 이불을 여러장 덮도록 하는
편이 온도 조절도 하기 쉽다. 전기
담요를 사용하는 것도 좋다.

베개
재질이나 크기에는 특별한 제한이
없지만 누워서 약간 목이 산모양으로
만곡되는 높이가 좋다. 직경 8㎝
정도의 약간 딱딱한 베개로 목오목한
곳에 베개가 닿도록 하면 좋다.
여름철에는 대나무, 등나무 등
통기성이 좋은 것을 사용한다.

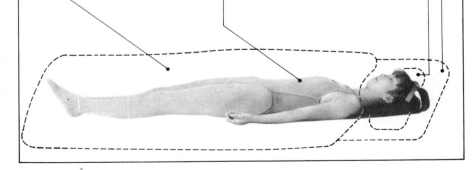

불면을 고치는
음식물과 영양소

불면증의 원인은 운동 부족과 '잘 수가 없다, 잘 수가 없어' 라고 스스로 자신을 궁지에 몰아 넣는 정신적인 원인 등 여러 가지이다. 근본적인 원인을 제거하는 것이 제일인데, 식생활을 개선하는 것도 불면증을 치료하는 중요한 수단이 된다.

불면증을 치료하는 식생활의 3가지 포인트

불면증을 치료하기 위해서는 다음 3가지 점에 주의하는 것이 중요하다.

① 카페인이 든 것은 피한다

밤에 자기 전에는 정신을 흥분시키지 않도록 한다. 카페인이 함유된 커피, 홍차는 마시지 않는 편이 좋다.

② '배의 8할' 정도로 멈춘다

만복(滿腹)이거나 반대로 공복(空腹)이라도 안면할 수 없다. 밤의 식사는 옛날부터 일컬어지고 있는 '8할'로 멈추도록 명심한다.

③ 침실에서의 술은 적량을 지킨다

잠을 잘 수 없을 때, 술을 조금 마셔 심신을 릴렉스시키는 것은 효과적이다. 다만 지나치게 마시는 것은 금물. 적량(適量)을 지키지 않으면 오히려 잠을 잘 수 없다.

맥주라면 중간병 1개, 소주는 1잔, 위스키는 물을 섞어 2~3잔이 적량일 것이다. 아무래도 이 양을 지키기 힘든 사람은 간장을 상할 염려가 있으므로 오히려 마시지 않는 편이 나을 것이다.

칼슘이 많은 식품을 섭취한다

다음에 영양소면에서 말하자면, 불면증을 치료하기 위해서는 칼슘이 많이 함유되어 있는 차림표를 생각해야 할 것이다. 칼슘이 많이 함유된 식품은 크게 나누어 다음 4가지의 그룹이다.

① 작은 생선류… 멸치, 뱅어포, 전갱이 등

② 유제품… 탈지분유, 치즈, 요구르트, 우유

③ 대두제품 · 콩제품… 두부, 순두부, 콩

④ 해조류… 김

이밖에 참깨, 무 말랭이, 고추잎 등에도 칼슘이 많이 함유되어 있다.

칼슘이 많이 함유된 식품을 요리할 때의 요령은 비타민 D가 많이 함유되어 있는 식품과 조합하는 것이다. 비타민 D는 칼슘의 흡수를 높이는 작용이 있다. 비타민 D가 많이 함유되어 있는 음식은 간유, 레바, 정어리, 뱅어포, 다랑어, 강화, 마아가린 등이다.

지나치게 먹는 것, 지나치게 마시는 것은 안면의 적(敵). 작은 생선, 유제품 등 칼슘을 듬뿍 섭취할 수 있는 식사를.

●불면에 효과가 있는 식품●

칼슘을 많이 함유하고 있는 식품

말린 새우
말린 정어리
탈지분유
참깨
조개
치즈
언 두부
무 말랭이
구운 김
요구르트
우유

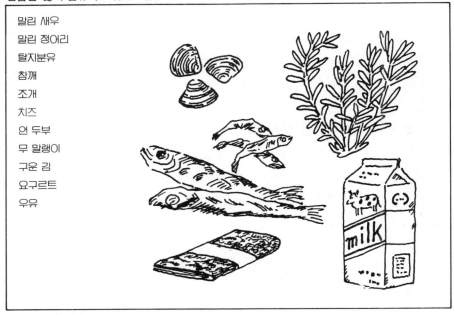

비타민 D를 많이 함유하고 있는 식품

강화 마아가린
정어리
레바
간유

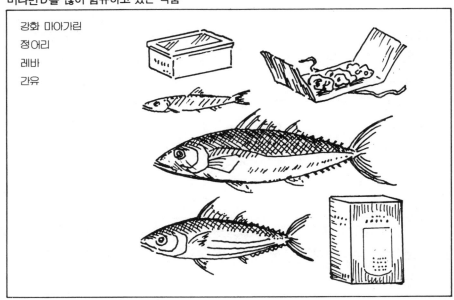

심한 불면은 이렇게 해서 고친다

특효 영양소
칼슘이 듬뿍 든 요리

칼슘에는 정신을 안정시키고 안면을 촉진시키는 작용이 있다. 이 칼슘을 많이 포함하고 있는 식품을 잘 받아들이는 요리를 소개하겠다. 스트레스를 해소하는 작용이있는 비타민 C나 칼슘 흡수를 높이는 비타민 D를 많이 포함하고 있는 식품을 조합하면 불면증을 치료하는 데 한층 효과가 있다.

우유를 사용한다– 그라탕, 밀크 쉐이크

칼슘이 많이 함유되어 있는 식품으로 우리 주변에 가장 가까이 있는 것은 우유이다. 우유를 사용한 요리라고 하면 그라탕이 있다. 고기가 아닌 칼슘이많은 생선이나 새우를 사용하고 비타민 C가 많은 녹황색 채소를 사용하면 한층 효과적이다.

단 디저트로 밀크 쉐이크를 만들어 보는 것이 어떨까. 섬유질이 함유되어 있어 변비를 해소하는데 도움이 되는 바나나와 함께 바나나 쉐이크도 권하고 싶다.

유제품을 사용한다– 치즈 샐러드, 후루츠 요구르트

우유로 만든 유제품 역시 칼슘이 많이 함유되어 있다. 예를 들면 치즈를 이용한 샐러드나 요구르트를 사용한 디저트를 일품요리로 식단에 짜넣으면 어떨까.

치즈는 슬라이스로 된 것을 사용하여 소획상으로 자른 녹황색 채소를 말은 샐러드로 만들면 간단하다. 요구르트는 프레인 요구르트를 사용하여 비타민 C가 많은 딸기, 바나나 등의 계절 과일과 함께 후르츠 요구르트로 하며, 단맛은 설탕이 아니라 꿀을 사용한다.

이밖에 탈지분유도 칼슘을 많이 함유하고 있는 유제품이다. 탈지분유 그 자체는 그다지 맛있는 것은 아니지만, 과일과 꿀을 가하여 젤리를 만들거나 카레라이스에 조금 섞으면 맛있게 먹을 수가 있다.

칼슘이 많은 반찬

칼슘이 많이 함유되어 있는 반찬으로는 무 말랭이, 대두가 있다.

또 비타민 D가 많은 것과 칼슘이 많은 음식물을 조합하여 칼슘의 소화 흡수를 높이면 불면증을 해소하는 데 한층 효과가 있는 식단이 된다.

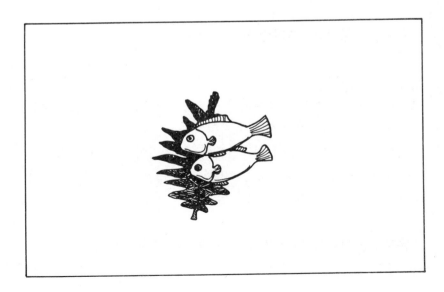

약초로 고친다

옛날 이야기에 약초로 병을 고쳤다는 이야기가 자주 나오는 것으로 도 알 수 있듯이 약초의 역사는 상당히 오래 되었고 사람들은 여러 가지 경험으로 식물의 약효를 발견해서 생활에 사용했다. 사실 식물 에는 각종 병이나 통증을 막는 성분을 갖고 있는 것이 많이 있는데, 이것을 바르게 사용하면 큰 효과를 얻을 수 있다. 여기에서는 그 중에 서 특히 불면증에 효과가 있는 약초를 소개하겠다.

불면증에 효과가 있는 약초

푸른 차조기… 중국에서 들어온 변종(變種)으로, 잎은 일반적으로 '대엽'으로도 알려져 있다. 다음과 같이 사용한다.

① 푸른 차조기는 잎을 잘 씻어 물기를 없애고 바람이 잘 통하는 그늘에서 말린다. 바삭바삭 마른 잎은 손으로 비비는 것만으로도 가루가 되므로 이것을 차통 등에 보관해 두자. 자기 전에 이 푸른 차조기를 한 수저 넣어 더운 물을 부어 마신다. 차를 우려내듯이 하면 성분이 잘 나와 약효가 올라간다.

② 말린 푸른 차조기를 소주 반병 분량에 넣어 1~2개월 지나면 자기 전에 마신다.

푸른 차조기는 시판되고 있는 것도 있으나 손쉽게 재배할 수 있으 므로 가정에서 해보는 것도 좋을 것이다. 잎을 따는 시기는 특별히 정해져 있지 않다.

쑥

① 쑥은 9, 10월 무렵 꽃을 피운다.

이 시기에 꽃이 달린 채 뿌리에서부터 잘라 햇볕에 바삭바삭해질 때까지 말려 줄기와 꽃을 떼어낸다. 잎이 붙어 있는 줄기는 길이를 맞추어 굵은 뿌리와 가는 꽃줄기가 서로 엇갈리는 것처럼 되게 다발을 지어 '베개'를 만든다. 이것을 베개로 사용한다. 체온으로 쑥 향기가 높아져 숙면할 수 있다.

② 쑥의 잎만을 사용할 때는 6월이 채취 시기이다.

잎은 따서 물에 씻어 햇볕에 말린다. 잎은 마르면 검어지는데, 화로에 쑥을 나란히 놓고 처음 반나절은 '강하게', 다음에는 '약하게'하여 말리면 비교적 녹색을 아름답게 유지할 수 있다.

마른 쑥을 손으로 비벼 가루를 내고 자기 전에 한줌 차로 만들어 먹는다.

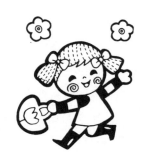

푸른 차조기 잎을 건조시켜 가루를 만든 다음, 더운 물을 부어 자기 전에 먹는다. 쑥 베개도 좋다.

●불면증에 효과가 있는 약초와 그 사용법 ●

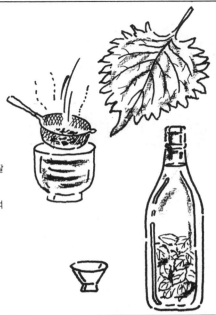

푸른 차조기

① 잎을 잘 씻어 물기를 없앤 다음 바람이 잘
통하는 그늘에서 말린다.
바삭바삭할 정도로 마르면 잎을 손으로 비벼
가루로 만들고 차통 등에 보관한다.
이것을 자기 전에 한 수저를 차로 만들어
먹는다.
② ①의 요령으로 말린 잎을 소주에 넣어
1~2개월 지나면 먹는다.

쑥

① 9~10월, 꽃 뿌리에서 부터 잘라 햇볕에
말린다. 잎과 줄기는 잘라 정리하고, 아래
위로 엇갈려 다발로 만든다.
꽃의 이삭을 말아 끈으로 묶는다.
헝겊 주머니에 넣어 베개로 사용한다.
② 6개월에 잎을 따서 물로 씻어 햇볕에
말린다.
손으로 비벼 가루 상태로 만들어 자기 전에
한 수저 차로 만들어 먹는다.
화로로 말리면 녹색이 아름답게 나온다.
처음 반나절은 '강', 그 뒤엔 '약' 으로

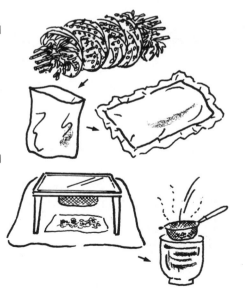

15 심한 불면은 이렇게 해서 고친다

한방약으로 고친다

한 마디로 불면증이라고 해도 그 자각 증상은 여러 가지이다. 간지러워서 잠을 잘 수가 없다, 무서운 꿈을 꾸어 숙면할 수가 없다는 등 사람에 따라 다른데, 한방으로는 증상마다 효과가 있는 처방이 있다.

한방약에는 어떤 불면증에나 효과가 있는 대표적인 처방이 2가지 있다.

불면증에 효과가 있는 한방 처방

① 산조인탕[酸棗仁湯 ; 산조인(酸棗仁) 15, 복령(茯苓) 5, 지모(知母)·천궁(川芎) 각 3, 감초 1]··· 효용이 완만한 약이므로 체력이 없는 사람도 먹을 수 있다. 젊은 사람인 경우, 대부분의 불면증은 이 처방으로 치료할 수 있을 것이다.

② 가미귀비탕[加味歸脾湯 ; 황기(黃耆)·당귀(當歸)·치자 각 2, 인삼·출(朮)·복령(茯苓)·산조인(酸棗仁)·용안육(龍眼肉)·시호(柴胡) 각 3, 원지(遠志)·대추 각 1.5, 감초·말린 생강·목향(木香) 각 1]··· 나이든 사람으로서 ①의 처방으로는 효과가 없을 때 시험해 보면 좋을 것이다. 이 처방은 불면증 외에 각종 출혈, 빈혈, 생리불순, 건망증, 울혈, 히스테리 등에도 효과가 있다.

다음에 증상별 처방이다.

멍한 증상도 동반되면 − 감맥대조탕[甘麥大棗湯 ; 소맥(小麥) 20, 대조(大棗) 6, 감초 5]… 불면증으로 고민하는 사람이 많은 것 같은데, 개중에는 잠을 잘 수 없을 뿐만 아니라 야간에 일어나 음식을 먹기도 하고 밖으로 나가기도 하며 갑자기 장농 정리를 시작하기도 하는 야간 배회를 하는 사람도 있다. 이런 상태를 나타낼 때는 이 처방을 이용한다.

몸이 간지러워 잠을 잘 수 없을 때− 계지마황각반탕[桂枝麻黃各半湯 ; 계지(桂枝) 3.5, 은행 2.5, 작약・말린 생강・감초・마황(麻黃)・대추 각 2]… 노인에게 많은 피부 흑반증, 또는 습진 등으로 간지러워서 잠을 잘 수 없을 때 사용한다. 이 처방은 간지러움을 가라 앉히는 데 높은 효과가 있고, 아기에게 많은 아토피성 피부염에도 사용할 수 있다. 또 감기약으로도 알려져 있는 처방으로, 다른 말로 계마각반탕(桂麻各半湯)이라고 한다.

어깨 결림, 근육통으로 잠을 잘 수 없을 때− 작약감초탕[芍藥甘草湯 ; 작약(芍藥)・감초 각 4] 또는 갈근탕[葛根湯 ; 갈근 8, 마황・대추・생강 각 4, 계지・작약 3, 감초 2]… 작약 감초탕은 체력이 있는 사람에게 적합하고, 갈근탕은 누구나 먹을 수 있는 처방이다. 어깨 결림이나 근육통이 심해서 잘 수 없을 때나 발이 저려 잠을 잘 수 없을 때 효과가 있다. 이외에도 작약감초탕은 담석(膽石)의 통증 발작, 위장의 경련, 신경통 등에, 갈근탕은 감기, 류마치스, 신경통 등에 효과가 있다.

어떤 불면증에나 효과가 있는 처방은 '산조인탕 (酸棗仁湯)'. 나이든 사람은 '가미귀비탕(加味歸脾湯)' 이 좋다.

16 심한 불면은 이렇게 해서 고친다

약주, 민간약으로 고친다

불면에 효과가 있는 약주

① **국화주**… 두통, 고혈압, 눈의 피로 등으로 잠을 잘 수 없을 때 효과가 있다.

소주 1.8 *l* 에 깨끗하게 씻은 생 국화꽃 300 g , 각설탕 200 g 의 비율로 만든다. 3주 간 정도 지나서 먹는다.

② **용안육주(龍眼肉酒)**… 중국 요리에 사용하는 용안육으로 만든다. 맛있는 맛이 나서 마시기 쉬운 약주이다. 불면증에 효과가 있는 것 외에 자양강장(滋養強壯)의 효과도 있다.

소주 1.8 *l* 에 용안육 300 g , 각설탕 200 g 의 비율로 만든다. 역시 3주 정도 지나면 먹는다.

③ **사프란주**… 사프란꽃의 선단을 건조시킨 것이 생약으로 팔리고 있다. 색이 선명한 것일수록 효과가 있으므로 잘 선택하도록 한다. 이 생약 사프란 30 g 과 각설탕 200 g 의 비율로 소주 1.8 *l* 에 섞어 3개월이 지나면 이중 뚜껑의 용기로 조용히 옮기고 또다시 1개월 숙성시킨다. 자외선에 닿으면 변색이 되므로 반드시 냉암소(冷暗所)에 보관해 둔다.

이 약주는 소위 여성 전용으로, 생리통이 심해 잠을 잘 수 없을 때 등에 효과가 있다.

불면증에 효과가
있는 민간 요법

국화꽃 베개… 국화꽃을 건조시킨 것을 한방 약국에서 팔고 있는 것을 베개 속에 섞어 사용한다. 향기가 높고 정신을 안정시켜 안면으로 이끈다.

또 중국에서는 국화꽃에 백지(白芷), 방풍(防風), 천궁(川芎)이라는 한방 생약을 배합한 베개가 팔리고 있고, 불면증, 고혈압, 노화 방지에 효과가 있다.

뽕나무 열매(잎)… 뽕나무 열매 15g 또는 잎 10g을 물 500cc로 반이 되게 졸인다. 이 즙을 3회에 나누어 자기 전에 복용한다. 같은 방법으로 열매 10g을 졸여 먹어도 효과가 있다.

수박씨… 수박 씨 10g을 후라이팬에 볶아 물 500cc를 넣어 반이 될 때까지 졸인다. 이 즙을 3회에 나누어 자기 전에 복용한다.

생강… 기침이 나서 잘 수 없을 때, 생강에 설탕을 넣어 뜨겁게 해서 복용한다.

복숭아 잎… 몸이 가려워서 잘 수 없을 때는 복숭아 잎을 욕조에 넣고 목욕한다.

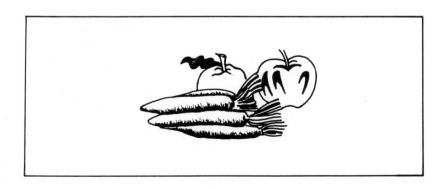

●불면증에 효과가 있는 약주●

국화주

35도의 소주 1.8ℓ에 깨끗하게 씻은 생 국화꽃
300g, 얼음 설탕 200g을 넣고 3주일 동안
묵힌다.
두통, 고혈압, 눈의 피로로 인한 불면에 효과가
있다.

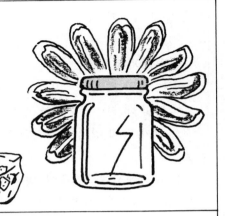

용안육주(龍眠肉酒)

35도의 소주 1.8ℓ에 용안육(중국 요리의 재료)
300g, 얼음 설탕 200g을 넣고 3주일 동안
묵힌다.
일반적의 불면증에 효과가 있다.
또 자양 강장 효과도 있다.

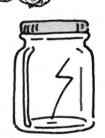

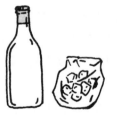

사프란주

시판되고 있는 생약(사프란 수술 끝을 말린 것)
30g과 얼음 설탕 200g을 35도의 소주 1.8ℓ에
넣는다.
냉암소에 두고 3개월이 지나면 이중으로 된
뚜껑을 씌워 다시 1개월 동안 둔다.

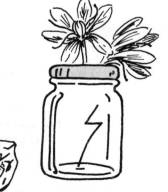

※ 생약은 색이 선명한 편이 약효가 있다.
생리통에 의한 불면에 효과가 있다.

• 불면증에 효과 있는 민간요법 •

뽕

뽕 열매 15g, 또는 잎 10g을 물 500cc에 넣어 반이 되도록 졸인다. 이 즙을 3회로 나누어 자기 전에 복용한다.

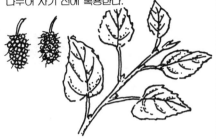

국화꽃

한약방에서 팔고 있는 건조시킨 국화꽃을 베개 안에 넣으면 그 향기가 정신을 안정시켜 잠들기 쉬워진다.

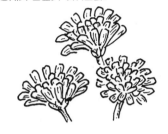

수박씨

수박씨 10g을 프라이팬에서 볶아 물 500cc를 넣고 반이 될 때까지 졸인다. 이 즙을 3회로 나누어 자기 전에 먹는다.

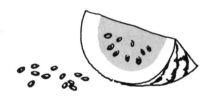

치자나무

치자나무 열매 10g을 물 500cc에 넣어 반이 될 때까지 졸인다. 이 즙을 3회로 나누어 자기 전에 복용한다.

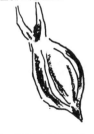
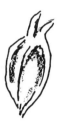

복숭아 잎

복숭아 잎을 욕조에 넣고 목욕한다. 몸이 가려워서 잠을 잘 수 없을 때 좋다.

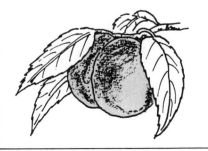

생강

생강을 엄지 정도 크기로 잘라 갈아 설탕을 작은 수저 2개 만큼 넣고 열탕을 부어 마신다. 기침으로 인한 불면에 효과적이다.

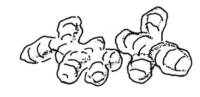

불면증을 치료하고 숙면을 약속하는
이론편

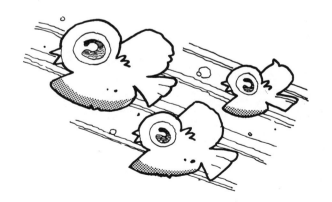

당신은 왜 편안하게 잠자지 못하는가

잠을 불러오는 메카니즘

'수면부족'과
'불면증'은 다르다

'최근엔 일이 걱정이 되고 잠을 좀처럼 잘 수가 없다……'

지금 이런 사람들이 상당한 기세로 늘어나고 있다. 현대처럼 스트레스가 많은 시대에는 밤에 잠을 자지 못하는 사람이 늘어나는 것도 부득이한 현상이라고 할 수 있을 것이다.

그러나 한 마디로 불면증이라고 해도 그 정의를 간단히 '잘 수 없는 것'이라고 해도 좋은 것이냐 하면 결코 그렇지는 않다.

우선 첫째로 매일 밤 전혀 잠을 자지 않는 사람은 없다고 할 수 있으므로 '잘 수가 없다'라는 것은 '잘 자지 못한다' 즉, 잠자리가 나빠 한밤중에 눈을 뜨기도 하고 아침에 일어나도 수면에 대한 만족감을 얻을 수 없다 라는 것이다. 얼핏 보면 이것은 수면 부족과도 비슷한 상태인 것 같지만, 수면 부족은 불면증과는 근본적으로 다르다.

그럼 어떻게 해야 잘 잘 수 있을까. 그 원인은 크게 둘로 나눌 수 있다. 첫째로는 빨리 자야 한다는 관념에 사로 잡혀 잠을 잘 수 없다는 것을 지나치게 신경 쓰고 있는 신경성 불면, 그리고 또 한 가지는 야간 호흡 이상(異常) 등 몸의 병에 원인이 있는 경우의 불면이다. 후자는 각각의 원인별에 따라 확실한 병명(病名)이 있으므로 그 병을 치료하면 불면증도 거의 해결되지만, 전자의 경우에는 몸에 전혀 이상이 나타나지 않고 반대로 그만큼 성가신 상태라고 할 수 있다.

인간은 어째서
잘 필요가 있는가

그럼 만족할 수 있는 수면을 얻기 위해서는 몇 시간 동안 잠을 자야 하는가. 그 전에 사람은 어째서 잠을 자야 하는가.

불면증으로 고민하고 있는 사람 뿐만이 아니라 누구나 이런 의문을 한 번은 가진 적이 있을 것임에 틀림없다.

그 대답은 안타깝게도 아직 분명치 않다.

일반적으로 인간의 수면 시간은 7~8시간을 기준으로 하여 평가되는 경우가 많아 그 보다 조금 적으면 수면 부족이라고 하고, 조금 많으면 많다고 하는데, 한편 수면 시간이 평균 2시간 47분인 비즈니스맨이나 4시간인 대학 교수의 예가 보고되고 있다.

즉, 사람에 따라 개인차가 상당히 크기 때문에 몇 시간 자면 충분한가 하는 선을 긋기가 어려운 것이다.

또 어째서 잘 수 없는가 하는 점에 대해서는 동물은 하루 중 먹이를 먹지 않는 시간은 되도록 안전하고 에네르기를 가능한 소비하지 않으면서 지낼 필요가 있는데, 수면은 그들 위한 생리적인 작용이라는 설(說)이 있으나 이것도 증명되어 있지는 않았다.

이와 같이 수면에는 아직 미지의 부분이 많은데, 다만 그 연구가 현재 급속히 진행되어 분명해지고 있는 부분도 많다. 그 대표적인 것이 렘수면과 논렘수면이다.

렘수면과 논렘수면

우선 아래 그림을 보기 바란다. 이것은 수면중의 뇌파(腦波)를 측정한 것으로 수면 주기를 나타낸 그림이다.

뇌파라는 것은 인간이나 동물의 뇌에 발생하는 마이크로볼트(1

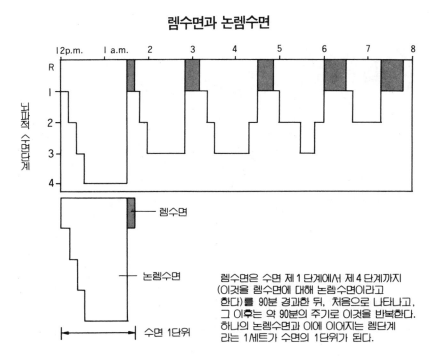

렘수면과 논렘수면

렘수면은 수면 제1단계에서 제4단계까지
(이것을 렘수면에 대해 논렘수면이라고
한다)를 90분 경과한 뒤, 처음으로 나타나고,
그 이후는 약 90분의 주기로 이것을 반복한다.
하나의 논렘수면과 이에 이어지는 렘단계
라는 1세트가 수면의 1단위가 된다.

볼트의 100만분의 1) 단위 당 미약한 전기 현상으로, 뇌파계를 사용
하여 이것을 증폭시켜 기록한다. 이 뇌파는 수면의 깊이를 기하는
데, 자고 있는 사람에게 소리를 들려주고 잠을 깨는데 필요한 소리의
크기를 기하거나 또는 음자극을 시작한 뒤, 깨기까지의 시간을 측정
하여 이것을 수면 심도의 기준으로 삼고 있다. 그러나 이런 방법으로
는 음 등의 감각 자극이 잠을 방해하므로 하룻밤 중에 몇 십 번이나
측정을 행할 수 없고, 수면 깊이의 변화를 정확히 알 수가 없었다.
따라서 머리의 피부 표면에 작은 전극을 붙이고 있는 것만으로 수면
의 깊이를 연속적으로 측정할 수 있는 뇌파의 발견이 수면 연구에
비약적인 진보를 가져 온 것이다.
　이 뇌파 측정에 의해 수면에는 5단계가 있다는 것을 알았다. 꾸벅

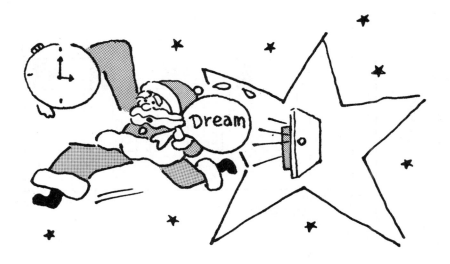

꾸벅 졸기 시작하는 것이 제1단계이고, 제2단계에서는 잠꼬대를 하기 시작한다. 그리고 제3단계에서는 수면이 더욱 깊어지고, 제4단계에서는 수면의 깊이를 나타내는 크고 느린 파(델타파)가 기록의 반 이상을 점유하는데 이른다.

이와 같이 수면이 시작됨에 따라 뇌파가 느려지고 그 양은 수면의 깊이에 거의 평행해지고 있다. 그런데 수면의 깊이와 뇌파가 평행하지 않은 수면이 제4단계에 이어 나타난다. 이것이 렘수면이라고 불리우는 수면인 것이다. 렘수면에서 뇌파는 매우 얕은 수면을 나타내고 있는데, 감각 자극을 주어도 용이하게 잠에서 깨어나지 않는다. 그리고 안구(眼球)가 좌우로 빨리 움직이고 대부분의 사람이 꿈을 꾸고 있다.

그러므로 급속한 안구 운동(rapid eye movement)이 일어나는 수면이라는 데서 그 머리 문자를 REM(렘) 수면이라고 부르는 것이다. 그에 비해 제1단계에서 제4단계까지는 렘수면이 아니라는 의미에서 논렘(non REM) 수면이라고 불리우고 있다.

대뇌의 발달과 관계 있는
논렘수면

이와 같이 수면에는 렘수면과 논렘수면이 있는데, 그중에서도 렘수면기에 꿈이 나타난다는 것을 안 이후, 렘수면의 연구를 중심으로 한 수면 연구가 세계적으로 활발하게 행해지게 되었다. 그 결과, 렘수면에는 다음과 같은 특징이 있다는 것을 알았다.

① 뇌파로 본 뇌의 활동 레벨은 '얕은 수면' 정도이다.

② 급속한 안구 운동이 나타난다.

③ 몸의 근육의 긴장이 거의 없어져 버린다.

④ 111페이지 그림에 나타내었듯이 렘수면은 잠에 든 뒤 논렘수면이 1시간 정도 계속된 뒤에 비로소 나타나고, 그 뒤 약 1시간 반의 주기로 하룻밤에 4~5회 반복된다.

⑤ 감각 자극을 주어도 잘 깨어나기 어렵고, 잠의 깊이는 가벼운 수면 정도이다.

⑥ 맥박, 호흡 등 자율 신경 기능이 불규칙하게 변화한다.

⑦ 약 80%의 사람이 꿈을 꾸고 있다.

이런 특징을 갖고 있는 렘수면은 특히 아기 무렵에 많이 나타난다.

출생 직후에는 렘수면이 수면 전체의 50%를 점유하고 있고, 성장함에 따라 점점 줄어간다. 3세 무렵에는 20% 전후가 되고 수면의 대부분이 논렘수면이 되어 성인 수면에 가까워진다.

이와 같이 성장에 따라 논렘수면이 늘어가는 것이므로 렘수면은 인간이 미성숙하고 대뇌 피질이 충분히 발달해 있지 않은 시기에도 뇌간부(腦幹部)만 있으면 원시적인 수면이 되고, 논렘수면은 출생 후 대뇌가 발달해간 뒤 우세해지는 고등한 잠임을 알 수 있다.

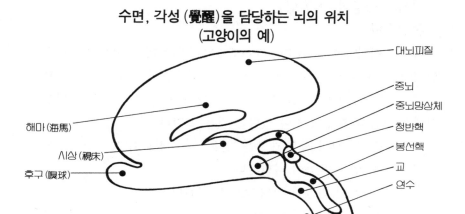

수면, 각성 (覺醒)을 담당하는 뇌의 위치
(고양이의 예)

해마(海馬)

시상(視床)

후구(嗅球)

대뇌피질

중뇌

중뇌망상체

청반핵

봉선핵

교

연수

수면을 일으키는
'쥬스'란

여기에서 렘수면과 논렘수면을 컨트롤하고 있는 뇌에 대해 아래 그림을 보면서 좀 더 상세하게 설명해 두겠다.

논렘수면과 관계가 깊은 것은 간뇌의 시상하부 전부와 또 전방의 시새전야(視索前野)라는 장소에서 병일 때 이 장소의 작용이 저해되면 불면증이 생긴다.

이에 비해 렘수면을 컨트롤 하는 것은 교(橋)라는 장소로, 여기가 손상되면 논렘 수면은 일어나는데 렘수면이 나타나지 않는다는 것이 알려져 있다.

또 최근의 연구에서 수면을 일으키는 물질 소위, '수면 쥬스' 라는 존재가 서서히 밝혀지고 있다.

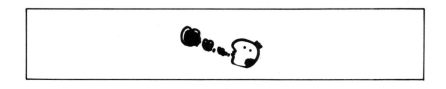

현대인에게 계속해서 늘고 있는 수면각성 장해란

잠을 자지 못하는 고민, 지나치게 자는 고민

수면 장해라고 하면 불면증을 떠올리는 사람이 많을 것인데, 실은 수면 장해에는 불면증 외에 지나친 수면이나 시차 등의 '하루 중 리듬 관련 장해' 몽유병(夢遊病), 야뇨(夜尿) 등 '수면시 이상(異常)행동'이 있다. 수면 과잉은 잠을 깨는 기능(각성기능)이 불충분하기 때문에 일어나는 증상으로, 수면 장해는 단순히 불면증 뿐만이 아니라 지나친 수면에 의해서도 일어나므로 현재는 '수면각성 장해'라고 부르고 있다.

그럼 앞으로 수면각성 장해에 대해 개별적으로 설명해 가겠다.

① 중고년 여성에게 많은 '불면증'

불면이라는 증상은 여러 가지 경우를 생각할 수 있다. 구체적으로는

· 환경이 가져오는 불면
· 심리·생리적 원인에 의한 불면

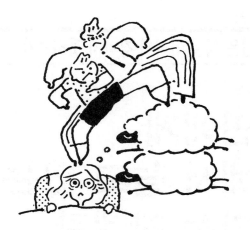

- 신경성 불면
- 정신 질환에 동반되는 불면
- 약물 사용·음주에 관련된 불면
- 신체적 원인에 의한 불면
- 뇌(腦)의 병에 동반되는 불면
- 노인성 불면

등이 있다.

이들은 크게 나누면 병이 원인이 되고 있는 불면과 신경성 불면으로 대별할 수가 있다. 그리고 소위 불면증 중에서 압도적으로 많은 것이 후자의 신경성 불면이다. 특히 중고년의 여성에게서 많이 볼 수 있다. 이 신경성 불면은 자율신경이 관계되어 있고, 중고년기가 되면 이 자율신경의 리듬이 연소(關係)되기 쉽기 때문이다. 또 자율신경은 스트레스와도 관계되고 있으므로 이것이 변조(變調)를 가져오면 불면증에 걸리기 쉽다. 스트레스가 많은 현대 사회에서 불면증으로 고민하는 사람이 늘어나고 있는 것도 이 때문인 것이다.

또 이들 불면에 대해서는 다음 장에서 더 자세하게 서술할 예정이다.

● 잠을 너무 자서 곤란한 '과면증(過眠症)'

불면증이 잠을 자지 못하는 상태라고 한다면 반대로 수면이 지나치게 많아서 곤란한 병이 '과면증(過眠症)'이다. 젊은 여성 등에는 졸려서 곤란하다는 사람이 적지 않은데, 정상적인 사회 생활을 하고 있는 한 이것은 병이 아니다.

과면증의 대표적인 것은 우선 나르코렙시이다. '나르코'라는 것은 수면이라는 것이고, '렙시'라는 것은 '사로잡히다'라는 의미를 나타내고 있다. 다른 말로 '졸기'라고 불리우며, 1천명~2천명에 1사람의 비율로 나타난다고 일컬어지고 있다. 증상으로는,

① 갑자기 견디기 힘들 정도의 강한 잠에 엄습되어 작업 중에도 앉아서 졸아버리는 '수면 발작'.

② 갑자기 감정의 흥분이 일어나면 그 순간 전신 근육의 힘이 빠지고 심할 때는 바닥에 쓰러져 버리는 '정동성(情動性) 탈력(脫力) 발작'.

③ 잠자리에 들면 누군가 방에 들어오거나 무서운 사람의 얼굴이 보이거나 하는 환상이 나타나는 '입면시(入眠時)의 환상'

④ 소위 '수면 마비'라는 현상

이상 4가지를 들 수 있다. 이것은 각성 상태에서 직접 렘수면으로 이행(移行)되기 때문에 생기는 것이라고 생각되며, 여기에서 ①②는

과면증 판단에 중요한 단서가 된다.

나르코렙시의 원인은 잘 알려져 있지 않지만, 두부 외상이나 뇌병에 의해 일어나는 경우도 있고, 또 유전적인 요소도 다소 관계되어 있다고 여겨지고 있다.

그밖에 과면증에는 '나르코렙시'에 비해 훨씬 길고 (나르코렙시는 10～20분) 주기적인 수면 발작을 반복하는 '주기성 경면증(周期性傾眠症)'이나 야간 수면시 무호흡 때문에 낮에 강한 수면욕이 일어나는 '수면시 무호흡 과면증후군' 등이 있는데, 이들은 실제로는 그다지

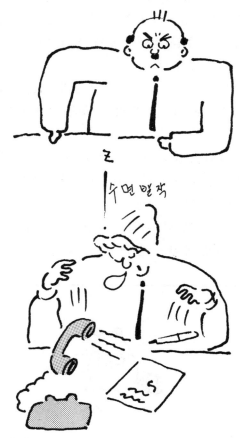

볼 수 없는 증상이다.

• 야근하는 사람에게 많은 '하루중 리듬에 관련된 장해'

보통 우리들은 밤이 되면 잠을 자고 아침이 되면 눈을 뜬다. 이것은 인간의 몸 작용이 하루 리듬에 중요한 역할을 하고 있기 때문이다. 예를 들면 체온에는 1일 1회의 리듬이 있어서 오전 3~5시 무렵에 최저가 되고, 오후 3~5시 무렵엔 최고가 된다. 이 리듬은 그 시간에 자고 있든 없든 관계가 없는 것 같다.

또 자율신경 기능은 낮에는 교감신경계가 우세하고 밤이 되면 부교감신경계가 우세해지며, 몸은 영양을 취해 피로를 회복하기도 하고 휴식을 취하기도 하는데 적합한 상태가 된다. 즉, 자율신경의 작용은 하루 중의 리듬에 지배되고 있고 같은 시간 만큼 잠을 자면 야간에 잠을 자는 편이 몸의 피로도 풀리는 것이다.

이런 수면과 몸의 기능의 엇갈림이 분명히 나타나는 것이 '시차(時差)'이다.

시차 라고 하면 곧 떠오르는 것은 뭐니뭐니 해도 해외 여행일 것이다.

그러나 보다 심각한 것은 택시 운전수나 간호사 등 야근을 해야하는 사람들이다. 교대제 근무는 몸의 리듬에 혼란이 생겨 불면을 일으키기 때문이다.

교대 근무가 많은 현대에는 시차나 불면이 한층 늘어나고 있는 경향이 있다.

• 어린이들에게 많은 '파라솜니아'

불면증이나 지나친 수면(과면증)은 수면 그 자체의 이상(異常)이지만 수면각성 장해에는 잠꼬대, 악몽, 몽중 여행, 야뇨, 이 갈기 등의 수면중 이상 행동도 볼 수 있다. 이것을 파라솜니아(파라는 이상, 솜니아는 수면)라고 부르는데, 파라솜니아는 어린이들에게서 많이 볼 수 있는 증상이다. 특별히 생명에 관계되는 것은 아니고 성장

하는 과정에서 없어지는 것이 보통인데, 증상이 심한 경우에는 일단 의사의 진단을 받아 적절한 지도를 받는 것이 중요하다.

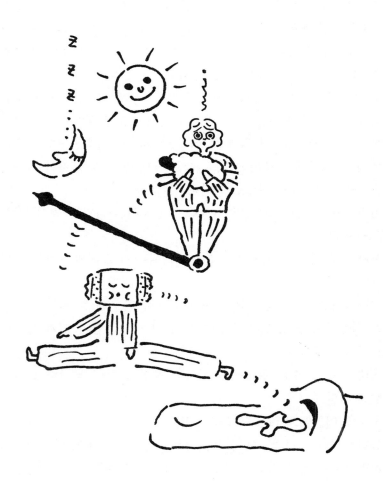

당신의 불면은 무엇이 원인인가

소음·실온·밝기 등
'환경이 가져오는 불면'

불면증은 외부의 환경이 원인이 되어 일어나는 경우가 자주 있다. 이 경우, 당사자에게는 아무런 원인도 없으므로 외부의 환경을 개선해 주면 불면증이 치료되는데, 당사자는 그 환경이 당연하다고 생각하고 있으므로 그것이 원인이라고는 좀처럼 알아차리지 못한다.

그러므로 불면증을 호소하는 사람은 자신이 잘 때와 환경을 미리 체크해 볼 필요가 있는 것이다.

불면의 원인어 되는 환경의 요소를 들어보자.

우선 소음이다. 비행장이나 고속도로 가까이에 사는 사람이 비행기나 차소리에 익숙치 않은 경우이다.

방의 밝기도 불면의 원인이 된다. 특히 캄캄한 방에서 자는 데 습관이 되어 있는 사람이 빛을 차단시킬 수 없는 방에서 자려고 해도 잘 되지 않는 경우가 자주 있다.

실내의 온도나 습도도 불면의 원인이 되는 경우가 있다. 무더운 여름날 밤 더워서 잠을 자지 못하는 경우가 종종 있을 것이다.

이불이나 베개의 질(質)이라는 침구의 문제도 환경적인 요인으로

불면을 가져오는 원인

1. 환경인생 : 소음, 기온, 채광 등
2. 신경질성 : 불면의 공포증
3. 신경증성 : 심인성
4 : 정신병성 : 정신분열증, 조울증
5. 약제금단성
6. 신체인성(신체증상성) : 두통, 간지러움, 발열, 호흡곤란, 고혈압 등
7. 뇌기질(腦器質)장해성 : 뇌출혈, 뇌연화증, 뇌동맥경화증 등
8. 노인성 : 다상성(多相性) 수면증
9. 본태성 : 원인불명

들 수 있을 것이다.

이와 같이 불면을 가져오는 환경은 실로 여러 가지이다. 그러나 인간의 환경에 대한 적응력은 상당한 것이므로 어느 정도 익숙해지면 다소 시끄러운 소리나 밝은 방에서도 잠을 자지 못할 정도는 아니다. 반대로 평소에 시끄러운 장소에서 자고 있었던 사람이 조용한 시골에 가서 자지 못하는 경우가 있다. 밝기나 온도에 있어서도 약간 어둡고 시원한 편을 좋아하는 사람도 있을 것이다.

그러므로 우선 자신이 어떤 환경에서 잠을 가장 잘 자는지를 파악하여 현재 환경에서 결여되어 있는 것을 생각해 본다.

말하자면 불면 공포증인
'신경질성 불면'

보통 사람과 다름없을 정도로 자고 있으면서도 불면을 호소하는 사람이 많이 있다.

이런 사람은 성격적으로 보면 신경질적인 사람이 많은 것 같다.

신경질적인 사람은 사소한 일에도 잠을 자지 못하고 그것에만 신경을 쓰면서 자신을 불면증이라고 생각하는 경향이 있다. 말하자면

불면증이라기 보다는 불면 공포증이다.

또 이런 생각에 사로잡혀 있으면 실제로 잠자리가 불편해지고 정말로 불면이 되어 버리는 경우도 있다.

이런 신경질적인 성격에서 유래되는 불면증은 신경성 불면이라고 불리우며, 속칭 불면증이라고 일컬어지는 것 중 가장 많은 것이 이 경우이다.

신경질적인 사람은 자신의 몸 컨디션에 다른 사람 보다 더 신경을 쓴다. 잠에 있어서도 자신의 이미지와 조금 달라지면 곧 병으로 생각한다. 그러나 옆에서 자고 있던 사람의 이야기를 들어 보면 코를 골며 잘 자더라는 이야기를 하는 경우도 적지 않다.

신경성 불면은 대부분 불면이 아니라 불면 공포증이라는 것을 이해하는 것이 선결 열쇠이다.

잠자리가 불편하다는 것이 특징 '신경증성 불면'

신경증(노이로제)이 원인이 되어 일어나는 불면도 있다. 노이로제는 정신질환이 가벼운 상태라고 생각되는 경향이 있는 것 같은데, 엄밀하게 말하면 다른 것이다.

노이로제에는 몇 가지 타입이 있다. 대표적인 것을 들어보자.

우선 불안 신경증이다. 이유도 없이 심장이 쿵쿵 뛰고 숨이 막히며, 죽을 것 같은 느낌이 엄습하는 것으로, 노이로제의 가장 기본적인 타입이다. 히스테리는 경련 등의 신체 증상이나 의식 혼탁 등 정신 증상이 분명히 나타나는 것이 특징이다. 이것은 현실에서 도피하려는 심리적인 경향이 나타나는 것이다. 또한 여러 가지 강박 관념에 사로잡혀 어떻게도 하지 못하는 강박 신경증도 노이로제의 일종이다.

어떤 타입의 노이로제이든지 그 배경에는 심한 불안이나 정신적 긴장이 숨겨져 있다. 따라서 당연히 불안의 원인이 되기 쉬운 것이

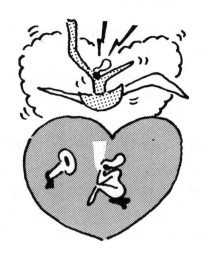

다.

노이로제에 의한 불면은 잠자리가 불편한 것이 특징이다. 이것은 낮의 긴장이 입면(入眠)까지 꼬리를 남기게 된다. 또 불안의 원인이 되고 있는 갈등이 나쁜 꿈이 되어 나타나 잠을 방해하는 경우도 있다.

노이로제에 의한 불안을 치료하기 위해서는 정신적인 원인을 분명히 해서 그것을 해결하지 않으면 안된다. 당연 전문의의 충고가 필요한데, 그때 체면이나 독단에 구애받지 말고 인간 관계나 자신의 기분을 솔직히 이야기하는 것이 중요하다.

우울증, 분열증 등
정신질환으로 인한 불면

환경에서 오는 불면은 말하자면 자신의 외부 원인에 의해 잠을 자지 못하는 것을 말한다. 그러나 자신 내부의 원인에서 오는 불면증도 적지 않다.

그 대표적인 예가 정신 분열증, 우울증이라는 정신 질환에서 오는 불면이다.

이런 병이 있으면 아무리 주위 환경이 정돈되어 있어도 수면이 방해를 받아 버린다.

정신질환 중 불면과 가장 관계가 깊은 것은 조울증이다. 조울증은 알고 있는 바와 같이 정신이 이상하게 고양(高揚)되는 것과 떨어지는 상태가 번갈아 찾아오는 병이다.

기분이 고양되어 있을 때는 그 때문에 잠을 자지 못하고 자고 있다가도 금방 깨버린다. 처음에는 괴롭지 않지만, 활동시간이 길어짐으로써 점차로 정신적, 육체적인 피로가 쌓여간다.

한편 우울한 상태에서는 일찍 잠자리에 들어도 좀처럼 잠이 오지 않고 일단 잠이 들어도 금방 깨어 아침까지 말똥말똥한 상태가 계속된다. 그 때문에 잠에 대해 만족감을 얻을 수 없어서 더욱 더 우울해지는 것이다. 우울 상태가 되면 식(食)·성(性) 등 생명을 유지하는 데 필요한 욕구 저하를 볼 수 있다. 간단히 말하자면, 살 의욕이 저하되는 것이다. 살아 가기 위해서는 수면도 불가결한 것이므로 우울한 상태가 되면 불면이 일어나는 것도 당연하다고 할 수 있을 것이다.

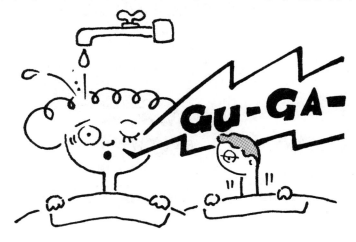

조울증과 대조적인 정신질환인 정신 분열증(精神分裂症)도 불면의 원인이 되는 경우가 있다. 분열증은 크게 나누어 사춘기에 발병하여 서서히 감정이나 의욕이 저하되는 파조형(破爪型), 20세 전후에 발병하며 격렬한 흥분상태나 혼미상태를 나타내는 긴장형(緊張型), 30세 가까이에 발생하여 망상이나 환각이 나타나는 망상형(妄想型), 3가지 타입이 있다.

이중 수면 방해가 되기 쉬운 것은 심한 긴장 상태를 나타내는 긴장형이다.

또 그다지 확실한 증상이 나타나지 않는 파조형인 경우는 다른 원인에서 오는 불면증과 혼동하는 경우가 있다.

조울증과 정신 분열증 등 정신질환이 원인이 되어 일어나는 불면은 그 근원이 되고 있는 병을 개선하지 않으면 근본적으로 해소할 수가 없다.

수면제 상용(常用)의 반동으로 일어나는 '약제 이탈성(離脫性) 불면'

수면제를 중단했을 때 생기는 현상

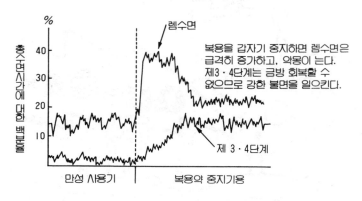

%
총수면시간에 대한 백분율

40
30
20
10

렘수면

복용을 갑자기 중지하면 렘수면은 급격히 증가하고, 악몽이 는다. 제3·4단계는 금방 회복할 수 없으므로 강한 불면을 일으킨다.

제 3 · 4단계

만성 사용기 | 복용약 중지기용

고혈압 때문에 계속해서 강압제(降壓劑)를 먹은 사람이 갑자기 약을 끊으면 혈압이 확 올라가는 경우가 있다. 이런 리바운드 현상은 수면제의 경우에도 일어난다.

수면제를 계속해서 먹은 경우의 수면은 보통 수면에 비해 논렘수면 중 얕은 수면이 많아지고 깊은 수면이 감소된다. 또 꿈을 꾸는 렘수면의 양도 작아져 있다.

이런 상태일 때 약의 복용을 멈추면 논렘수면이 전체적으로 적어지고 수면은 얕고 짧아져 버린다. 또 일종의 반동으로 렘수면의 양은 갑자기 늘어나 버린다.

논렘수면의 절대량이 감소되면 수면 부족감에 엄습된다는 것은 말할 것도 없다.

또 렘수면이 늘면 악몽에 시달리는 경우가 많아진다.

그 때문에 언제나 수면에 대한 기아감(飢餓感)으로 고민하다가 다시 수면제에 손을 대는 것이다.

이런 불면을 약제 이탈성(離脫性) 불면이라고 부르고 있다.

불면을 치료해야 할 약이 반대로 불면의 원인이 되어 버린다는 것은 안타까운 이야기가 아닐 수 없다.

현재 수면제는 의사의 처방에 따라 사용되고 있으므로 이런 불면은 서서히 줄어들고 있는 것 같다.

만일 약제 이탈성 불면에 빠진 경우에는 의사와 상담하여 수면제의 양을 조금씩 줄이면서 다른 최면 작용을 지닌 약으로 바꾸도록 한다. 이렇게 하면 악순환을 잘라 낼 수 있는 것이다.

십이지장궤양, 천식 등
'병이 원인인 불면'

정신질환 이외에 몸의 병이 원인이 되어 일어나는 불면도 있다. 주된 병으로는 십이지장궤양, 야간협심증(狹心症), 기관지 천식 등이 알려져 있다.

 십이지장궤양이나 위궤양은 정신적인 스트레스가 방아쇠가 되어 일어나는 경우가 많은 병이다. 소화기성 궤양이 되면 정상일 때는 수면 중에 감소되는 위산의 분비가 반대로 많아져 버린다. 그 때문에 통증을 느껴 잠을 자지 못하게 되어 버리는 것이다.

 야간 협심증이라는 것은 야간에 일어나는 협심증 발작이다.

 협심증은 심장에 혈액을 보내는 관상동맥(冠狀動脈)이 좋아지기도 하고 느려지기도 해서 일어나는 병인데, 이 발작은 무슨 이유에서인지 새벽, 게다가 꿈을 자주 꾸는 렘수면일 때 일어나기 쉬운 것이다. 가벼운 발작이 빈번하게 일어나면 가슴 갑갑함이나 통증으로 당연히 수면 부족이 되어 버린다.

 기관지 천식 발작은 역시 밤에 많이 나타난다. 특히 수면이 얕은 단계에서 비교적 많이 나타나는 것 같다.

 또 성인 발작은 하룻밤 중에 어느 단계에서나 일어나는데 어린이 발작은 하룻밤 중 후반에 일어나는 경향을 볼 수 있다.

 또 잠이 든 후 10초 이상 숨을 쉬지 못하는 '수면시 무호흡'도 숨쉬기가 곤란하기 때문에 불면을 낳는다.

통증, 가려움, 발열
'증상이 원인인 불면'

 통증, 가려움, 발열, 호흡 곤란이라는 불쾌한 증상이 수면 방해가 되는 경우도 자주 있다. 이가 아파서 하룻밤 내내 잠을 자지 못했다거나 낮에 맞았던 통증 때문에 잠을 자지 못했다는 경험은 누구나가 있을 것이다.

 원인이 분명한 불쾌증상에서 오는 불면증은 증상이 개선되면 자연히 해소된다. 우선 병의 원인을 분명히 하고 그것을 제거한다.

뇌혈관 장해 등
'뇌의 병에 의한 불면'

수면과 가장 관계가 깊은 장기(臟器)는 말할 것도 없이 뇌이다. 수면을 담당하는 것은 뇌 속의 간뇌(間腦)나 뇌간부(腦幹部)인데, 여기에 장해가 일어나면 수면에도 영향이 나타난다.

뇌의 병 중 가장 많은 것은 뇌의 혈관이 파괴되거나 막히는 뇌혈관 장해(腦血管障害)이다. 혈관이 파괴되거나 막히거나 하면 거기에서 조직이 위축되기도 하고 파괴되기도 하여 그 부분이 담당하고 있는 기능이 못살게 되어 버린다. 구체적인 병명으로는 뇌출혈, 뇌연화증(腦軟化症), 뇌동맥 경화증(腦動脈硬化症) 등을 들 수 있다.

뇌출혈이나 뇌연화증에서 급성인 경우는 의식 혼탁이 나타나기 때문에 불면이 그다지 눈에 띄지 않지만, 만성기(慢性期)가 되면 불면이 일어나는 경우가 있다. 예를 들면 뇌연화증으로 황홀 상태에 있는 사람의 경우, 컨디션이 좋을 때는 의식이 분명하여 수면 장해도 그다지 일어나지 않지만 컨디션이 조금 나빠지면 반신이 약간 부자유스러워지고 말을 잘 알아듣지 못하며, 언제나 안정을 찾지 못하고 좀처럼 잠을 잘 수 없게 된다.

한편 뇌동맥 경화증에서는 지능이나 기억력 저하, 두통, 현기증, 손발의 저림 증상과 함께 불면도 자주 볼 수 있다.

뇌혈관 장해에 의해 일어나는 불면증은 상처받은 혈관의 개소(個所)에 따라 잠을 못자기도 하고 잠이 얕아지기도 한다. 그러나 일반적인 경향으로는 넓은 범위가 손상될수록 깊은 수면이 적어지고 얕은 수면이 늘어나는 경향이 있는 것 같다.

뇌혈관 장해 이외에 뇌간부에 장해가 일어나도 불면증이 되는 경우가 있다.

그밖에 사고 등으로 척수(脊髓)가 손상을 받아도 불면이 되는 경우가 있다(척수도 뇌의 일부이다).

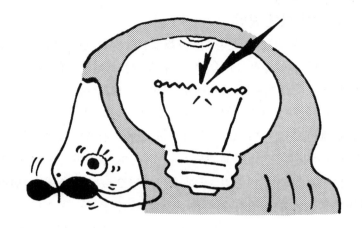

전립선 비대 등도 원인
'노인성 불면'

일반적으로 나이가 들면 수면이 얕아진다 라고 생각되고 있다. 그러나 건강한 노인을 조사해 보면 평균 수면 시간이 성인보다 많아지고 있는 경우가 있다.

그럼 노인이 불면을 호소하는 것은 어째서인가.

이유는 몇 가지 생각할 수 있다. 우선 뇌혈관 장해가 일어나기 쉽다는 것이다. 그밖에 만성 기관지염이나 횡격막(橫隔膜)의 기능 저하에서 오는 호흡곤란, 전립선 비대에 의한 빈뇨(頻尿) 등도 노인 불면의 원인이 된다.

또 뇌의 기능이 떨어져 낮 동안에 꾸벅꾸벅 졸아 그 때문에 밤에 잘 자지 못하는 경우도 있다. 하루 중 몇 회로 나누어 잠을 자는 것을 다상성(多相性) 수면이라고 부르는데, 이것은 어린이의 수면 패턴이다. 노인의 수면은 어린이 패턴에 가까워지는 것이다.

노인이 다상성 수면이 되는 것은 뇌의 쇠약 뿐만이 아니라 생활 패턴과도 관계가 있다. 일이 없어진 노인은 낮엔 아무래도 할 일이

별로 없어지게 된다. 그러므로 낮에 충분한 활동을 하고 있는 노인은 불면을 그다지 호소하지 않는 것이다.

따라서 노인의 불면을 개선하기 위해서는 그 사람이 낮에 어떤 생활을 하고 있는지를 잘 조사하여 낮에 졸지 않고 활동하도록 하는 생활 양식으로 개선시킬 필요가 있을 것이다.

원인이 확실치 않은
'본태성(本態性) 불면'

여기까지 들어온 여러 가지 원인 중에 그 어디에도 속하지 않는 불면증이 있다.

본인이 불면을 호소하고 객관적으로 조사해 보아도 분명히 불면이다. 그럼에도 불구하고 원인이 분명치 않은 경우이다.

이런 불면증을 본태성(本態性) 불면증이라고 한다.

그러나 실제로 잘 조사해 보면 이제까지 소개한 원인 중 그 어딘가에 해당되는 경우가 많은 것 같다.

즉, 원인 불명의 불면증이라는 것은 거의 없다고 해도 좋을 것이다.

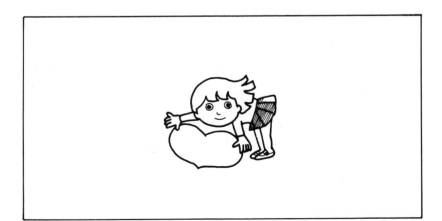

불면을 치료하고 숙면을 약속하는 이론편

병원에서는
이렇게 치료한다

우선
어느 과를 찾아갈 것인가

인간의 수면 패턴은 개인차가 큰 것이다. 나폴레옹은 4시간 밖에 자지 않았어도 지장이 없었다고 하고, 아인슈타인은 9시간을 자지 않으면 머리가 맑지 않다고 했다고 한다. 그러므로 단순히 수면 시간의 장단(長短)으로 불면인지 어떤지를 판단할 수는 없다. 오히려 문제가 되는 것은 피로가 풀려서 기분이 상쾌하다 라는 수면의 만족도일 것이다.

불면은 기본적인 측면도 있으므로 간단하게 스스로 진단할 수는 없다. 그러나 심각한 것, 병적인 것이라면 전문의를 찾아가서 치료를 받아야 한다. 만일 전문의를 찾아가야 할 경우에는 그 전에 자신의 수면 상태를 확실히 파악해 두자. 그를 위한 체크 포인트를 들어 보겠다.

- 수면 시간은 어느 정도인가
- 일찍 잠자리에 들지만 잠을 자지 못하는가
- 잠은 잘 오는가
- 수면 도중에 깨지는 않는가

- 깬다고 하면 하룻밤에 몇 번 정도인가
- 수면은 밤에 깊은가, 새벽녘에 깊은가
- 꿈은 자주 꾸는가
- 꿈의 내용은 어떤 것인가
- 아침에 일어났을 때 기분은 어떤가

아무래도 자신이 불면증인 것 같다면 이번에는 병원에 갈 차례이다. 이때 문제가 되는 것은 어떤 과(科)를 찾아가 친찰을 받느냐 하는 것이다.

수면 이상(異常) 외래과가 설치되어 있는 병원은 그리 많지 않다. 아무래도 집 가까이에 있는 개인 병원이나 종합병원에 가게 될 것인데, 불면 환자 중엔 우선 내과를 찾아가는 사람이 많은 것 같다.

이것은 틀린 일은 아니다.

그러나 내과는 다른 과에 비해 환자의 수가 많아 환자 한 사람의 이야기를 천천히 듣고 있을 여유가 좀처럼 없다. 아무래도 "잠을 잘 수 없다고요. 그럼 약을 드리지요."라는 식으로 끝나 버리는 경향이 있는 것 같다.

특별히 내과 의사 선생을 비판하는 것이 아니라 현재의 제도상 어느 정도 부득이한 것인데, 불면 치료의 경우, 가장 중요한 것은 의사가 환자의 이야기를 잘 듣는다는 것이다. 내과에서는 이 점이 다소 불충분할지도 모른다.

불면증은 원인이 다양하고, 게다가 그 많은 부분은 정신적인 것이다. 우선 정신과나 신경내과의 문을 두드리는 것이 정답일 것이다.

내가 있는 병원에서는 불면 초진 환자가 안내계에 오면 정신신경과를 일러 주도록 하고 있다. 큰 종합병원이라면 안내계 사람과 상담해 보면 좋을 것이다.

여기까지 진행된
불면증의 최신 치료법

불면증 치료는 우선 환자의 이야기를 잘 듣는 것에서부터 시작된다. 어째서 잘 수 없는가, 수면 시간이나 수면의 질(質)은 어떤가라는 것 등을 자세하게 듣는다. 이것은 불면의 원인을 분명히 하기 위해서이다. 어떤 병이든 그렇지만 원인이 분명해지지 않으면 적절한 치료를 할 수가 없다.

이야기를 잘 들으면서 어떤 타입의 불면증인가를 판단한다.

불면은 앞에서도 서술했듯이 정신 질환, 약물 의존, 뇌혈관 장해라는 병적(病的) 원인에서 유래되는 것과 특별한 원인 없이 잠을 자지 못하는 것을 신경쓰는 불면 공포증으로 대별된다. 치료할 때는 우선 어느 쪽에 속하는 불면인지를 분명히 하는 것이 중요하다.

그리고 만일 병적인 원인에서 유래되는 불면이라면 그 원인이 되고 있는 병을 곧 치료해야 한다.

원인이 되는 병이 우울이라면 항(抗)우울제를 투여한다. 뇌혈관 장해라면 뇌외과(腦外科)나 내과의 치료를 받는다는 식으로 원인이 되는 병 자체를 치료한다. 병이 개선되면 불면도 자연스럽게 해소된다.

한편 신경질적인 성격이 원인이 되고 있을 때, 특별한 원인이 없는 불면 공포증인 경우는 자지 못하는 것을 필요 이상으로 신경 쓰지 말라고 이야기 해준다. 이러한 사람들은 하루나 이틀 정도 잠을 자지 못하면 죽는다고 생각하고 있으므로 10일 정도 잠을 자지 않아도 전혀 이상이 없었다는 사람의 이야기를 들려주고 몸에는 자기 조절 기능이 갖추어져 있으므로 정말로 수면이 필요해지면 자연스럽게 잠을 잘 수 있을 것임을 이해시킨다.

이렇게 하면 대체로 3분의 1의 사람은 납득한다.

이것으로 납득하지 않는 사람은 병원에서 하루 묵게 하고서 폴리그래프(뇌파 측정)를 측정한다. 의사가 철야로 뇌파의 상태를 조사하여 수면 상황을 보는 것이다.

폴리그래프를 보면 이상하게도 불면 공포증인 사람은 대부분 잘 자고 있다(본래 그들에게 잘 자고 있었다고 하면 오늘은 병원이니까 안심하고 잘 잔 것이다 라고 반론할 것이다).

그러나 철야로 감시를 받았다는 것에 안심할 것이다. 폴리그래프를 측정하면 역시 전체의 1/3의 사람이 납득하고 불면이 해소되었다고 한다.

조금 자도 괜찮다고 하고 폴리그래프를 측정해서 보여줘도 좀처럼 납득하지 못하는 사람이 있다. 이런 사람들은 자신의 고민을 누구에게도 말하지 못하는 것이 스트레스가 되어 있으므로 불면의 원인이 되고 있는(라고 본인이 생각하고 있는) 생활상의 고민을 잘 들어 보도록 한다.

그와 동시에 침구나 조명, 소리 등 주변 환경을 조금 바꾸어 보도록 충고한다.

신경성 불면인 사람은 실제로는 잘 자고 있는 경우가 많으므로 수면제를 줄 필요는 거의 없다. 안이하게 수면제를 주면 그것을 끊었을 때, 약제 금단성(禁斷性) 불면이 되어 버릴 가능성이 있으므로 조금 시간이 걸려도 약에 의존하지 말고 설득과 생활상의 어드바이스로 개선하도록 노력한다.

병원에서의 불면증 치료는 이상과 같다.

그러나 전부를 의사에게 맡기지 말고 자신도 불면을 개선하려고 노력하는 것이(특히 신경성 불면인 사람은) 중요하다.

구체적으로는 자기 전에 TV를 보거나 가벼운 운동을 하여 기분전환을 한다. 소량의 술을 마신다거나 잠을 유인해 내는 단조로운 BGM을 흘린다는 등이다.

또 자자, 자자 하고 의식 과잉이 되는 것이 불면을 초래하고 있는

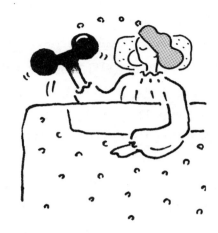

경우가 많으므로 자고 싶다는 의식을 없애려고 노력하는 것이 중요하다. 예를 들면 좌선(座禪)의 일종에 수식관(數息觀)이라는 것이 있다.

이것은 천천히 호흡하면서 자신의 호흡수를 머릿속으로 세는 방법인데 특정 의식(特定意識)을 없애는 데 효과적이다.

그밖에 자율훈련법(自律訓練法)이라는 이름의 자기 최면을 실시하는 것도 한 가지 방법이다. 자율훈련법이란 신경증이나 심신증의 치료에 이용되는 방법으로, 몸의 여러 장소에 의식을 집중시켜 거기에 나타나는 독특한 느낌을 잡아 내면서 자기 암시를 걸어 기분을 안정시키는 것이다.

예를 들면 손이면 손에 있는 느낌(따뜻하다, 무겁다 등)이 나타나도록 의식을 집중시켜 가는 것이다.

밤에 잠자리에 들어 이 자율훈련법을 실행하면 정신이나 몸의 긴장을 푸는 데 도움이 된다.

자율훈련법의 연습용 테이프나 단행본이 시판되고 있으므로 관심 있는 사람은 이용해 보아도 좋을 것이다.

병원에서 주는 약은
시판약과 어디가 어떻게 다른가

아무래도 잠을 잘 수 없을 때나 다른 병 때문에 수면이 부족되어 있을 때는 수면제의 도움을 빌릴 필요도 있다. 그러나 수면제에는 부작용이 있으므로 의사의 지시에 따라 바르게 사용해야 한다.

현재 약국에서 시판되고 있는 수면제는 없다. 자주 약국에 가면 수면제를 손에 넣을 수 있다고 오해하고 있는 사람이 있는데 그렇지가 않다. 또 감기약에 포함되어 있는 항비타민제나 자율신경을 안정시키는 트랜키라이제를 마시면 졸리운 경우가 있다. 그러나 이것은 진짜 수면제라고는 할 수 없다.

기본적으로 수면제의 복용은 의사의 지시에 따르면 좋은 것인데, 현재 어떤 약이 쓰이고 있고 그것은 또 어떤 성질을 갖고 있는지를 일단 머리에 넣어 두어도 좋을 것이다.

수면제라는 것은 어렵게 말하면 직접 또는 간접적으로 중추 신경계를 억제하여 수면으로 이끄는 약물이다. 이것은 크게 4가지로 분류된다. 즉 ① 벤조지아제핀계 수면제 ② 베드비트레이트계 수면제 ③ 비바드비트레이트계 수면제 ④ 그밖의 수면제, 이렇게 4가지이다.

이 4가지의 각기 특징을 정리해 보겠다.

● 벤조지아제핀계 수면제

본래는 불안을 제거하는 약으로 개발된 것인데 수면을 촉진시키는 작용도 강하므로 수면제로 사용되게 되었다. 독성이 낮고 안정성이 높으므로 현재 수면제의 주류가 되어 있다.

수면제는 종류에 따라서 오래 복용하면 몸에 익숙해져 효과가 없어지는 경우도 있으나, 이 계통의 약은 그런 경우가 적어 연용(連用)해도 효과가 크게 떨어지지 않는다는 특성을 갖고 있다. 즉, 잘 듣지 않는다고 해서 양을 늘릴 필요는 없는 것이다.

또 본래 불안을 제거하는 약으로 개발된 것이기 때문에 주간에

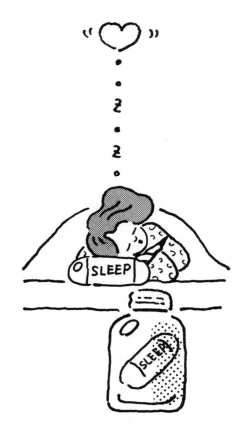

복용해도 안전하다는 특성도 갖고 있다.

　벤조지아제핀계 수면제는 인간의 뇌 중에서도 발생학적으로 보아 오래된 식욕, 성욕이라는 원초적인 욕구를 담당하는 대뇌 변록계 (大腦邊綠系)나 시상하부(視床下部)에 작용하여 불안이나 긴장을 가라앉히고 잠들기 쉽게 해준다. 이런 성질에서 '수면 도입약'이라고 불리우고 있다.

　그러나 아무리 안전하다고 해도 대량으로 먹거나 하면 위험하므로 의사가 정한 양 이상을 먹어서는 안된다.

● 베드비트레이트계 수면제

이 계통의 수면제는 강한 수면 촉진작용을 갖고 있어서 20세기 초기부터 널리 쓰여왔다. 특히 바르비탈은 유명하다.

그러나 작용이 강한 반면 계속해서 사용하면 점점 효과가 없어지고 수면을 위해서는 점점 더 많은 양이 필요하게 된다. (이런 것을 내성 형성(耐性形成)이라고 한다)

그리고 점점 양이 늘어 가면 마침내는 낮에도 약을 계속해서 먹어야 하게 된다.

이것을 수면제 의존이라고 한다. 의존증(依存症) 상태가 되었을 때, 어떤 원인으로 약을 중단하면 이번에는 강한 금단 증상(禁斷症狀)이 일어난다. 즉, 효과도 있는 반면에 반동도 큰 양쪽 날을 지닌 약이다.

그러므로 최근에는 벤조지아제핀계의 약은 그다지 쓰이지 않게 되었다.

또 이 계통의 약은 알콜과 함께 마시면 단독으로 사용했을 때 보다 강한 효과가 나타난다. 따라서 이 약을 복용하고 있는 사람은 알콜에도 주의할 필요가 있다.

● 비바드비트레이트계 수면제

베드비트레이트계의 약점인 내성(耐性), 의존, 독성이라는 특징을 없애기 위해 개발된 약이다.

작용의 점에서는 베드비트레이트계 보다 약간 약하다.

그러나 당초 생각된 바이던 내성 형성이나 의존 발생이 일어나기 쉬워 일부의 것을 제외하고는 현재 거의 쓰이지 않고 있다.

그밖의 수면제

정신질환에 동반되는 심한 불면의 경우, 이제까지 든 수면제에 병용(倂用)하여 정신병 치료에 쓰이는 항정신병약이 쓰이는 경우가 있다.

수면제 바르게
사용하는 법

효과가 나타나면
양을 줄인다

수면제는 앞에서도 서술했듯이 4가지 종류가 있다. 게다가 각각 계통 중에도 장시간에 걸쳐 사용되는 것, 중간 정도의 작용을 가진 것, 단시간 사용하는 것으로 나뉜다.

따라서 불면 증상의 내용에 맞추어 거기에 가장 어울리는 약을 선택하여 적절한 양을 복용할 필요가 있다.

구체적으로 잠들지 못할 경우에는 단시간 작용이 있는 것이나 중간 정도의 작용 시간을 갖고 있는 약을 선택하고, 잠이 얕을 때나 너무 일찍 깰 때는 장시간 작용하는 약을 선택한다.

만일 양쪽 증상이 있는 경우에는 처음에 수면을 깊게 하는 장시간 작용형 약을 사용하고 그 약으로 효과를 보지 못할 경우에는 단시간 작용형 약을 추가하는 것이 일반적이다.

약의 계통으로 말하자면 현재는 벤조지아제핀계의 약을 사용하는 케이스가 대부분이고 다른 계통의 약을 사용하는 경우는 없다.

다음에는 수면제의 양 문제이다.

왠지 약이라고 하면 가능한 적은 양에서부터 먹기 시작하려는 경향이 있는데 수면제의 경우는 좀 다르다. 극히 적은 양에서 시작하여 서서히 늘려 가면 약에 대한 내성(익숙해짐)이 생길 우려가 있다. 또 너무 소량을 먹어 효과가 없으면 '약을 먹어도 소용이 없다'라는 불안이 생기게 된다.

따라서 처음에는 필요한 양을 정확하게 복용하고 효과가 나타나기 시작하면 서서히 양을 줄여가면 되는 것이다.

잠을 잘 잘 수 있게 되면 자지 못하는 것에 대한 불안도 해소되고 불면의 큰 원인도 제거된다.

수면제를 복용할 때, 양과 함께 주의해야 할 것은 먹는 타이밍이

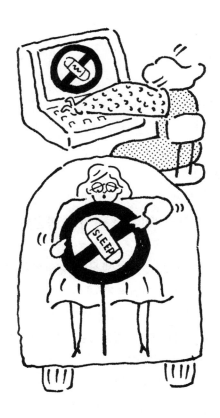

다. 같은 양을 먹어도 타이밍이 틀리면 효과가 전혀 달라지게 된다.

　원칙적으로는 잠에 들 목표시간을 미리 정해 두고 그 30분 정도 전에 냉수나 미지근한 물로 복용한다. 먹은 뒤에는 잠이 들 때까지 일어나 있어도 상관은 없으나 잠이 든 직전까지 활동하는 것보다는 잠자리에 누워 있는 것이 좋을 것이다.

　수면제는 먹은 뒤, 대략 15~30분 사이에 흡수되어 효과를 발휘하기 시작하므로 먹고 나서 15~30분 후에 잠자리에 드는 것이 바람직하다고 할 수 있다.

　약의 양과 타이밍 외에 수면제를 복용할 때, 주의해야 할 점을 들어 보겠다.

바르게 복용하면
무섭지 않다

① 술과 함께 먹거나 술을 마신 직후에 복용하지 않는다.

　수면제는 종류에 따라서 알콜과 함께 복용하면 상승적으로 효과가 강하게 나타나는 경우가 있다. 술과 함께 복용하면 다음 날 건망증을 일으킨다는 보고도 있다.

　따라서 술과 함께 복용하는 것은 피해야 한다.

② 몸의 컨디션이 나쁠 때나 다른 약을 복용해야 할 때는 미리 의사와 상담한다.

　컨디션이 나쁜데 수면제를 계속해서 복용하기도 하고 다른 약을 먹고 있다는 것을 숨기면서 수면제를 받아 먹는 것은 뜻밖의 사고를 일으킬 수도 있다. 솔직하게 의사에게 말을 하고 상담하자.

③ 장시간 작용하는 약을 먹고 있을 경우, 운전이나 복잡한 조작을 필요로 하는 기계 작업은 피한다

　장시간 작용형 약은 다음 날까지 작용을 하게 되는 것도 생각할 수 있다. 이럴 때 운전이나 복잡한 기계 조작을 하면 수면 때문에

사고를 일으킬 가능성이 있다. 약을 먹고 있을 때는 이런 작업은 잠시 피하는 것이 무난할 것이다.

④ 약은 보관에 주의하고, 특히 어린이의 손이 닿지 않는 곳에 둔다.

어린이가 호기심으로 수면제를 먹거나 하면 역시 사고로 연결된다. 또 성인도 적은 양이니까 괜찮겠지 라는 생각으로 반 재미로 먹거나 하는 것은 위험하다.

불면증 환자 중에 수면제는 절대로 싫다고 하는 사람이 있다. 이런 사람은 약에 과대한 공포심을 갖고 있는 경우이다. 물론 약을 먹지 않고도 괜찮다면 피하는 것이 좋다.

그러나 사람에 따라서는 수면제의 도움을 빌려서라도 자는 편이 좋은 경우가 있다. 강한 정신적 충격에 의해 갑자기 수면 장해에 빠진 사람, 시차(時差)가 상당해서 소화도 되지 않고 능률도 오르지 않는 비즈니스맨 등은 수면제의 도움을 빌리는 것이 효과적이다.

현재는 옛날보다 약의 안전성이 상당히 보장되어 있다. 바르게 복용한다면 결코 무서울 일은 없는 것이다.

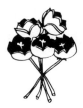

수면제 잘 줄이는 법

수면제를 지나치게 경계하는 것은
오히려 좋지 않다

수면제에 대해서 심한 불안을 안고 있는 사람이 적지 않다. 그 불안의 대부분은 수면제를 한번 복용하게 되면 계속 끊을 수 없게 되는 것이 아닐까 하는 것이다.

이런 불안은 결코 근거가 없는 것은 아니다. 그렇게 심각한 불면도 아닌데 수면제에 의존하고 먹는 양을 점점 늘려가면 끊기 어려워지는 것은 사실이다.

그러나 극도로 지나치게 경계하는 것도 바르다고는 할 수 없다.

불면을 심각하게 만드는 최대의 원인은 잠잘 수 없다는 것에 대한 공포심이다. 가령 심한 정신적 충격이나 환경적인 요인으로 일시적으로 불면에 빠졌다고 해도 그것을 지나치게 신경 쓰지 않으면 회복은 비교적 용이하다. 그런데 그 어떤 원인으로 말미암아 불면이 되면 지나치게 신경을 써서 불면을 악화시키는 사람이 많은 것이다.

이런 악순환을 잘라내는 데는 수면제가 힘을 발휘한다. 약을 사용하여 잠을 잘 수 있게 되면 자신은 잘 수 있다는 자신이 생기고 불면으로의 공포도 완화된다.

따라서 수면제를 필요 이상으로 피하는 것 보다는 적당하고 무리없이 쓰면 크게 걱정할 것은 없을 것이다.

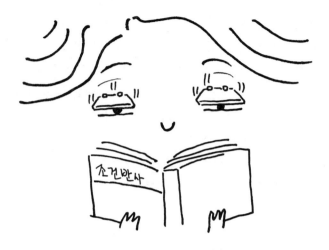

양을 줄이거나
간격을 둔다

수면제를 줄이는 방법, 끊는 방법에는 2가지가 있다. 하나는 매일 복용하는 양을 점점 줄여가는 방법이고, 또 한 가지는 복용하는 간격을 매일매일에서 하루 건너 이틀에 한 번이라는 식으로 간격을 두어 양을 줄이는 방법이다.

매일의 복용량을 줄여가는 경우에는 한 번에 갑자기 줄여버리지 말고 3 / 4으로 해서 1주일 간 상태가 괜찮으면 1 / 2로, 그리고 다시 1주일이 지난 다음에 1주일 간은 1 / 4 이라는 식으로 스텝을 밟아 줄여가도록 한다.

이 경우, 문제가 되는 것은 '수면제가 줄었다'라는 의식 때문에 잠을 자지 못하는 것은 아닐까 하는 불안을 품게 된다는 점이다.

그러나 의사에게 수면 상태를 잘 보고하면 의사 쪽에서 거기에 맞추어 알게 모르게 약을 줄여주므로 그렇게 신경 쓸 필요는 없다.

개중에는 위장약을 건네 주어도 수면제라고 믿고 숙면을 취하는 사람조차 있다. 이런 심리적인 효과를 위약 효과라고 부르고 있는

데, 수면제는 약 중에서도 특히 위약 효과(僞藥效果)가 큰 것이다.

수면제에는 정제, 캡슐, 분말 등 몇 가지 타입이 있는데, 매일 줄여 갈 때는 분말쪽이 양을 조정할 수 있어서 편리하다.

또 한 가지, 복용 간격으로 줄여 가는 방법은 현재 수면제의 주류가 되어 있는 벤조지아제핀계약에 특히 유효하다. 벤조지아제핀계약은 일반적으로 배출되는 것이 느리므로 간격을 두어도 수면을 촉진시키는 효과가 조금 남는 것이다.

하룻밤이나 이틀밤 걸러 복용해도 효과가 남으므로 어느 사이엔가 약이 없어도 잠을 잘 수 있게 되는 것이다.

소량이라면
계속해서 먹어도 상관없다

수면제는 끊을 수 있으면 그 보다 좋은 것은 없다. 그러나 소량을 먹어도 잘 수 있다. 건강한 생활을 유지할 수 있다고 한다면 계속해서 먹어도 상관이 없다. 위장약 덕으로 건강하게 살고 있는 사람이 있듯이 수면제 덕으로 쾌조의 컨디션인 사람이 있다고 해서 이상할 것은 없다.

다만 어디까지나 소량이 조건이다.

또 너무 같은 약을 계속해서 먹지 않는다는 주의도 필요하다.

요는 약 덕으로 잠을 자지 못하는 괴로움을 줄일 수 있으면 되는 것이다.

수면제는 종류에 따라서 장시간 계속해서 복용하면 부작용이 나타나는 것이 있는데, 이것을 방지하기 위해서는 매일 밤 먹지 말고 '약을 먹지 않는 날'을 설치해 두는 것이 좋은 방법이라고 할 수 있다.

이 방법은 약의 효과가 커지고 내성(약에 익숙해져 보다 많은 양을 먹지 않으면 잠을 잘 수 없는 것) 형성이나 수면제 의존이 일어나지 않게 된다.

소량을 계속해서 먹을 때 보다 주의해야 할 것은 계속해서 먹던 약을 갑자기 끊는 것이다. 특히 의사의 지시 없이 중단하는 것은 절대로 피해야 한다.

갑자기 복용을 중지하면 당연 잠을 자기 어렵게 되고, 그 반동으로 다시 약을 먹게 되는 것이다. 게다가 그 양이 전보다 훨씬 많아 진다. 이래서는 악순환에서 벗어날 수가 없다.

반드시 앞에서 소개한 방법으로 서서히 줄여야 한다는 것을 명심하는 것이 중요하다.

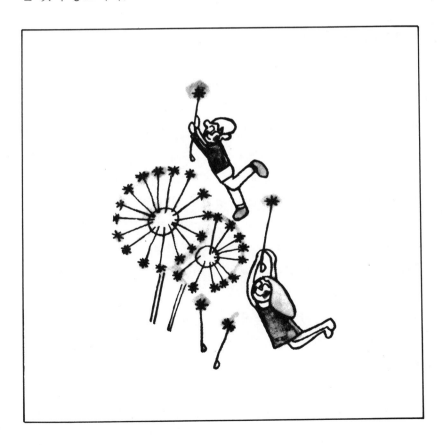

수면제에 의존하지 않고 지내는 생활 연구

제멋대로 구는 사람,
소심한 사람은 요주의

수면제를 사용할 때, 가장 주의해야 할 것은 '수면제 의존'이다.

오랫동안 계속해서 약을 먹으면 약 종류에 따라서는 몸에 내성이 생겨 수면 효과를 얻기 위해서는 약의 양을 늘려야 하는 일이 생기게 된다. 약의 양이 점점 늘어가면 정신적으로는 약이 없으면 견딜 수 없게 되고(정신적 의존), 육체적으로도 그 약이 없으면 잘 자지 못하며 몸의 컨디션이 나빠지는 일이 생기게 된다(신체적 의존).

또 이 상태에서 약을 갑자기 중단하면 금단 증상(禁斷症狀)을 일으키는 경우가 있다. 이런 상태를 총칭하여 '수면제 의존'이라고 부르고 있다. 수면제 의존에 빠지기 쉬운 사람은 성격적인 특징이 있다.

일반적으로는 자기 중심적이며 고집이 센 사람, 유아적인 사람, 그 반면에 소심하고 다른 사람 앞에서는 의지가 약하고 쉽게 유혹에 빠져드는 성격인 사람이 빠지기 쉽다고 일컬어지고 있다.

이런 성격인 사람은 자신의 바램이 현실적으로 만족되지 않는 경우가 많아 욕구 불만이 일어나기 쉬운데, 소심하기 때문에 그것을 다른

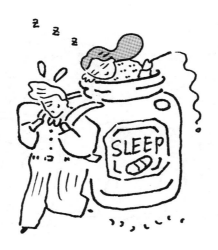

사람에게 털어 놓을 수가 없다.

그럴 때 수면제로 편안한 기분을 맛보면 그 맛에서 헤어나지 못하고 마는 것이다.

그러므로 앞에서 든 성격인 사람이 수면제를 복용할 때는 특별히 신중해야 한다.

이런 의존 위험을 피하기 위해서도 가능하면 수면제에 의존하지 말고 안면(安眠)할 수 있도록 연구할 필요가 있다.

그럼 수면제에 의존하지 않고 생활하기 위해서는 어떤 마음가짐이 필요할까.

자기 나름대로의
취면 의식(就眠意識)을 갖는 것도 좋다

불면, 그중에서도 잠을 이루기 힘든 것은 잠자리에 들었을 때 낮의 흥분이나 불안이 충분히 해소되지 않고 있을 경우, 수면 습관이 불규칙하여 몸의 활동 레벨이 높을 경우이다.

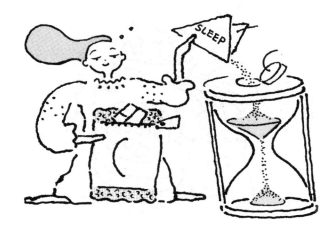

　인간의 몸 활동에는 일정한 리듬이 있다. 특히 수면과 관계가 깊은 자율신경은 낮에는 활동 레벨이 높고, 밤에는 낮아지는 것이 보통이다. 자율신경의 활동 레벨이 높을 때는 아무리 자려고 해도 간단하게는 잘 수 없다.

　그러므로 밤에 일정한 시간에 자고 싶으면 그 시간대에 몸의 활동 레벨(특히 자율신경)이 낮아지도록 해야 한다.

　이렇게 말하면 무엇인가 어려운 것을 요구하고 있는 것 같지만, 요는 규칙적인 생활을 하고 언제나 정해진 시각에 잠자리에 들려고 하는 것이다.

　이틀 밤을 계속해서 철야를 하고 다음 날은 초저녁부터 자는 생활을 해서는 잠이 잘 오지 않는 것도 무리는 아니다.

　또 조건반사 라는 면에서 생각해도 규칙적인 생활은 수면을 얻기 위해 꼭 필요한 요소이다.

　'파블로브의 개'에서 조건반사는 개에게 먹이를 주면서 동시에 벨을 울리면 나중엔 벨을 울리기만 해도 본래는 먹이를 줄 때 나오던

타액(唾液)이 나온다는 반응이다.

조건반사는 감각의 자극만으로 일어나는 것이 아니라 시간과 연결된 것이다. 즉, 매일 일정한 시각에 어떤 행동을 행하고자 마음먹으면 그러는 가운데 특별히 의식하지 않아도 몸이 자연스럽게 행동하게 되는 것이다.

이런 시간적인 조건반사를 만들기 위해서는 매일 정해진 시각에 잠자리에 들도록 하는 것이 중요하다.

평소와 다른 장소에서 자려고 하면 잠이 잘 오지 않는 것은 누구나 경험한 일이겠지만, 이것은 언제나 자신이 행하고 있는 잠을 위한 일련의 동작을 행할 수 없기 때문이다. 이런 일련의 동작은 잠자리에 드는 시간과 함께 조건반사를 형성하는데 있어서 중요하다.

따라서 자기 전에는 반드시 이를 닦는다거나 조금이라도 책을 읽는다 라는 자기 나름대로의 취면 의식(就眠意識)을 확립해 두는 것도 잠을 잘 오게 하는 데 있어서 중요한 일이 될 것이다.

현대인은 조금이라도 몸에 이상이 있으면 금방 약에 의지하는 경향이 있다. 그러나 이것은 결코 칭찬할 만한 일이 못된다.

특히 수면제처럼 복용에 세심한 주의를 기울여야 하는 약을 안이하게 사용하는 것은 칭찬할 만한 일이 아니다.

약에 의지하기 전에 좋은 수면을 얻기 위한 충분한 마음가짐을 갖고 있는가 어떤가를 다시 한번 체크해 보는 것이 중요하다.

약의 힘을 빌리는 것은 그 다음에도 늦지 않다.

자연스러운 수면을 이끌기 위한 10가지 조건

● 소음 대책은

적게는 옆에서 자고 있는 사람의 코고는 것에서부터 크게는 초음속 엔진기의 소음까지 잠을 방해하는 것 중에서 소음은 가장 큰 문제라고 할 수 있을 것이다.

특히 근년에는 교통망의 발달이나 인구의 도시 집중으로 인해 소음 속에서 생활해야 하는 사람이 늘고 있다. 한 기관에서 실시한 조사에서도 환경 문제로 가장 고민이 많은 것은 소음이라는 결과가 나와 있다.

이런 것 중 큰 소음, 즉 사회적인 공해 같은 것은 개인이 그 대책을 세우는 데는 한계가 있다.

우선 정부나 지방 단체에서의 대책이 세워져야 한다.

여기에서는 개인이 우선 할 수 있는 소음 대책을 생각해 보자.

가장 효과적인 것은 방 전체에 방음(騷音) 공사를 하는 것인데, 이것은 비용이 대단하다. 그러나 그렇게까지는 하지 않아도 문이나 창을 이중으로 하는 것만으로도 소리의 침입을 상당히 막을 수 있

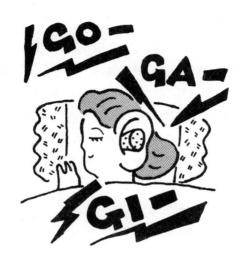

다.

커텐도 창에 거는 기능 뿐만이 아니라 방 전체에 쳐두면 방음 효과가 깜짝 놀랄 정도일 것이다.

그런 것이 성가시다 라는 사람은 귀마개를 하는 것이다. 물론 탈지면으로도 상관없지만 최근에는 질좋은 귀마개가 시판되고 있으므로 이것을 이용하는 것이 좋을 것이다. 귀마개를 할 때는 가볍게 넣는 것이 요령이다. 가장 싼 소음방지 대책이라고 할 수 있을 것이다.

● 침실의 조명은

침실의 조명은 소음의 경우처럼 단순하지가 않다. 소리의 경우는 큰 편이 좋다는 사람이 거의 없으나 밝기는 개인에 따라 상당한 기호 차가 있기 때문이다.

어두컴컴한 정도를 좋아하는 사람도 있고 문자 그대로 캄캄하지 않으면 숙면할 수 없다는 사람도 있다.

그러나 비록 조명이 있어도 잠을 잘 수 있다는 사람이라도 아침이 되어 강한 햇살이 눈에 들어 오는 것은 좋아하지 않는다. 브라인드나 두툼한 커텐으로 밖으로부터의 빛 침입을 막고 방의 조명으로 밝기를 조정하면 좋을 것이다.

또 캄캄하지 않으면 잠을 잘 수 없다는 사람도 전혀 빛이 없으면 한밤중에 잠에서 깨었을 때 위험하다. 이런 사람은 간접광을 사용하면 밝기도 신경 쓰이지 않고 잠이 깰 위험 방지도 된다.

사람은 밝기에 관해서는 상당히 큰 적응력을 갖고 있다. 조금 밝거나 어둡거나 해도 그 환경이 계속되면 의외로 쉽게 익숙해지는 것이다. 따라서 잠이 오지 않는다고 해서 빈번하게 밝기를 바꾸면 오히려 안면(安眠) 방해가 된다.

● 침실의 환기, 온도는

호텔에 묵으면 잠을 잘 자지 못하는 사람이 있다. 그 이유를 들어 보면 대부분이 '냉난방이 지나쳐서'라는 대답이다. 또 밀폐된 공간이기 때문에 환기가 충분치 않다는 것도 호텔에서 안면할 수 없는 이유가 되고 있는 것 같다.

안면을 얻기 위해서는 적절한 환기나 온도도 중요한 요소이다.

최근에는 일반 가정에도 냉난방이 상당히 보급되어 있으나 그래도 아직은 소수에 불과한 현상이다.

따라서 겨울에는 추운 침실에서 무거운 이불을 덮고 자는 경우가 많은 것 같다. 그러나 이불이 지나치게 무거우면 자고 있는 동안 몸의 움직임이 부자유스러워 근육이나 관절이 아프게 되는 경우가 있다. 이래서는 안면을 취할 수 없다.

방이 추울 때도 가벼운 이불을 겹쳐 덥도록 하여 온도 조절을 기하는 것이 좋을 것이다. 전기 모포도 편리하지만, 이것을 사용할 때는 밤중에 온도가 지나치게 올라가지 않도록 주의한다.

여름에 더워 온도가 높은 방에서 잘 때는 잠이 들 때까지만 에어컨이나 선풍기를 켜 두도록 한다. 최근의 에어컨은 습기를 제거하는 장치나 환기를 해 주는 장치도 달려 있다. 이런 것을 잘 이용하여

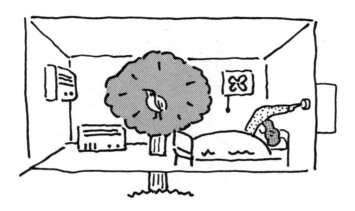

너무 실온(室溫)이 내려가지 않도록 하는 것이 현명한 이용법이라고 할 수 있을 것이다.

가장 좋지 않은 것은 에어컨이나 선풍기를 내내 켜두는 것이다. 몸의 일부에 장시간 찬 바람이 닿으면 갑자기 체온이 내려가 심부전(心不全)을 일으키는 경우가 있으므로 켜둔 채로 자는 것은 절대로 피해야 한다.

● 이상적인 침구는

사람에게는 각각 쉽게 잠을 잘 수 있는 자세가 있다. 아프리카의 어느 종족은 지면에 작은 구멍을 뚫고 거기에 허리뼈를 넣고 잔다. 그것이 그들에게 있어서는 가장 자기 쉬운 자세이다.

이렇게까지 극단적은 아니더라도 자기 쉬운 자세는 사람에 따라 각기 다름으로 침대가 좋다거나 맨바닥이 좋다거나 하는 식이다.

단지 어느 경우에나 적당한 통기성(通氣性)과 보온성(保溫性)이 유지되어 있을 필요가 있다.

예를 들면 이불을 말아 둔 채로 지내는 경우가 많은 사람은 바닥과의 사이에 공간이 있고 통기성이 좋으므로 침대 쪽이 바람직할 것이다.

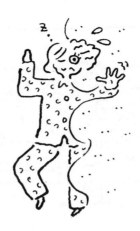

통기성, 보온성과 함께 중요한 것은 침구의 경도이다. 침대와 이불은 너무 푹신하면 자고 있는 동안에 자유로이 움직일 수 없으므로 다소 딱딱한 것이 좋을 것이다.

베개도 이불과 마찬가지로 다소 딱딱한 것이 좋다. 쌀겨는 통기성도 좋으므로 권할 만하다. 더울 때는 냉장고에서 식힌 베개(아이스 논)도 기분이 좋을 것이다.

잠옷은 파자마, 네크리스 그 어느 것이라도 좋지만, 통기성이 좋고 땀을 잘 흡수하는 목면이 좋을 것이다.

침구는 수면의 조건반사를 형성하는 큰 요소이므로 되도록 같은 것을 계속해서 사용하는 편이 잠들기 쉬울 것이다.

●식사의 연구

만복일 때도 잠을 자지 못하며, 공복일 때도 잠을 자지 못한다.

자기 직전에 음식을 너무 많이 먹으면 그것을 소화하기 위해 위장은 자고 있는 동안에도 활동해야 하며, 안면이 방해되어 충분한 휴양을 취할 수 없다.

한편 지나치게 공복(空腹)이라도 그것이 걱정이 되어 푹 잘 수 없다.

만일 자기 몇 시간 전에 아무 것도 먹지 않아 배가 비어 있을 때는 가벼운 음식을 먹으면 잘 잘 수 있다. 그 때는 되도록 소화가 잘 되는 음식물을 선택하도록 한다. 구체적으로는 비스켓, 오트밀 등이다.

자기 전에 커피 등 자극성이 있는 음식을 먹으면 잠이 오지 않는다고 하지만, 여기에는 개인차가 있고 사람에 따라서는 이런 음식을 먹으면 오히려 잠이 잘 오는 경우도 있다.

다만 너무 수분을 많이 섭취하면 야간에 화장실에 가고 싶어지므로 수분은 되도록 삼가하는 게 좋을 것이다.

그럼 먹으면 잠이 잘 오는 음식물엔 무엇이 있을까. 수면으로 이끄는 음식물에 대해서는 옛날부터 여러 가지 연구가 거듭되고 있는데, 현재도 분명한 결론은 나와 있지 않다.

예를 들면 일부에서는 우유에 함유되어 있는 세로토닌이라는 물질이 수면을 유발시킨다고 말하고 있고, L. 트립토판 등 건강 식품도 시판되고 있다. 분명히 자기 직전에 더운 우유를 마시면 기분이 안정된다.

또 영국의 연구에서는 맥아를 먹으면 잠을 잘 잘 수 있다는 보고도 있다.

● 침구는 이 타입을 이 정도로

술은 대뇌피질(大腦皮質)의 작용을 저하시키고 정신적 흥분을 제거하므로 옛날부터 애용되어 왔다.

그러나 알콜을 받아들이는 데는 사람에 따라 큰 차이가 있어서 소량으로라도 곧 잠을 자는 사람이 있는가 하면 술이 들어 가면 흥분하여 오히려 잠을 자지 못하는 사람도 있다.

술로 흥분하는 것은 평소에 억압되어 있던 감정이 해방되어 겉으로 나타나기 때문이다.

따라서 술주정을 할 정도로 마시는 사람이 잠을 자기 위해서 술을 마시는 것은 칭찬할 만한 일이 못된다.

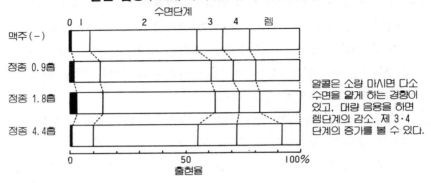

알콜 음용(飮用)과 수면 단계의 출현율

알콜은 소량 마시면 다소 수면을 얕게 하는 경향이 있고, 대량 음용을 하면 렘단계의 감소, 제 3·4 단계의 증가를 볼 수 있다.

소주 1잔, 위스키를 물에 타서 한잔 하는 정도로 잠이 오는 사람이라면 술을 이용해도 좋을 것이다.

때때로 '수면제는 몸에 해롭지만 술은 괜찮다'라는 묘한 이론을 내세우는 사람이 있는데, 수면제와 술은 모두 그 도를 넘으면 해로운 것이다.

매일 잠자리에서 술을 마시는 사람이 갑자기 술을 끊으면 잠을 자지 못하게 되는 경우가 있다. 이것은 수면제를 연용하고 있던 사람이 술을 끊는 것과 같은 경우이다.

술을 끊을 때는 수면제처럼 매일 조금씩 줄여가면 불면이 될 위험이 없다.

아무튼 잠자리에서의 술은 '센 사람'보다는 술에 약한 사람에게 적합하다고 할 수 있을 것이다.

이런 사람일수록 불면증으로 고민하기 쉽다

아무래도 '신경질'적인 사람에게 많다

뇌혈관 장해, 정신질환이라는 분명한 원인이 있는 경우를 제외하고 불면증에서 가장 많은 것은 신경성 불면이다.

신경성 불면은 자지 못하는 것을 필요 이상으로 신경쓰기 때문에 잠을 자지 못하는 경우가 대부분인 불면증이다.

이 불면에 빠지기 쉬운 사람은 몇 가지 성격적인 특징을 볼 수 있다. 그것을 들어보면 다음과 같다.

● 민감한 타입

정신적, 육체적으로 상처를 받으면 깊은 충격을 받고 무력감(無力感)에 사로잡히는 사람이다. 이런 성격을 정신의학에서는 '무력성(無力性) 성격'이라고 부르고 있다.

이런 타입의 사람은 조금이라도 몸의 컨디션이 이상하면 곧 불면에 빠져 버린다.

● 자의식이 강한 타입

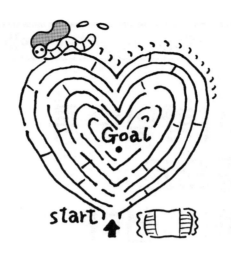

이 타입인 사람은 완전주의(完全主義)로 항상 높은 바램을 안고 있다. 그러나 그것이 지나치게 높으므로 언제나 현실과의 벽을 느껴 괴로워하고, 원망(願望)이 실현되지 않으면 그것이 심한 스트레스가 되어 버린다.

불면도 그런 스트레스의 반영으로 일어난다.

● 끙끙 생각하는 타입

실패하거나 뭔가 잘 되지 않는 일이 있으면 기분전환도 하지 못하고 언제나 그 생각에 사로 잡혀 버리는 사람이다. 이런 타입의 사람은 직업상의 실수나 인간 관계의 트러블이 잠자리 속에까지 끼어들어 끙끙 앓고 있는 동안에 잠이 달아나 버린다.

● 엄격한 타입

일이 자신이 생각한 대로 진행되지 않으면 기분이 나빠지는 사람이 있다. 아침에는 정해진 시각에 집을 나가고 점심은 딱 12시에 먹는다. 먹는 음식도 요일마다 정해 두고 있어 다른 것을 먹으면 마음이 편치 않는 사람이다.

이런 타입의 사람은 당연히 잘 시간도 정해져 있다. 그것이 어떤 사정으로 어긋나 버리면 자신의 예정대로 되지 않은 것이 스트레스가 되어 잠을 자지 못한다.

규칙적인 생활은 잠을 잘 자기 위해서 중요한 요소이다. 그러나 너무나 유연성(柔軟性)이 없다는 것도 생각해 볼 일이다.

● **열등감이 심한 타입**

열등감이 심한 사람은 지적 능력이나 사교성(社交性), 몸의 컨디션 등 자신의 능력을 항상 다른 사람과 비교해서 생각한다. 그리고 언제나 자신이 뒤떨어지고 있음을 고민한다.

이런 타입은 잘 자지 못하는 것까지 다른 사람과 비교하고, 자지 못하는 것은 자신의 능력이 떨어지기 때문이라고 걱정하는 것이다.

진심으로 대해주는 것이야말로
가장 좋은 묘약

이제까지 예를 든 타입은 일반적으로 '신경질적'이라는 견지에서 본 것이다.

이런 성격은 태어나면서부터 지니고 있는 요소도 있으나 대부분은 사춘기 무렵에 형성된다. 소위 수험 연령에 접어들면 불면으로 고민하는 아이들이 생긴다.

자주 신경질이나 신경증과 정신질환을 혼동하여 신경증이 가벼운 것이 신경질이라고 생각하는 사람이 있는데, 양자는 전혀 다른 것이다. 신경질은 어디까지나 성격상의 특징이지 병적인 것은 아니다.

그에 비해 신경증(노이로제), 조울증, 분열증 등은 완전히 병적인 것이다.

전자는 약 따위는 필요 없으나 후자는 약을 비롯하여 의학적인 처치가 필요하다.

숫자상으로 보면 신경질적인 성격으로 인해 불면이 되는 사람 쪽이

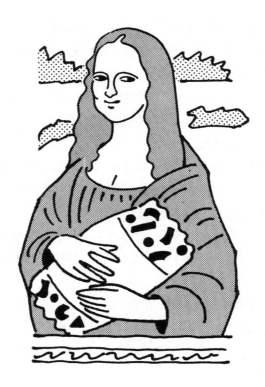

마음의 병이 원인이 되어 생기는 불면 보다 압도적으로 많은 것같다.

따라서 앞에서 든 타입에 해당되는 사람은 자신의 불면은 병적인 것이라고 안이하게 생각하지 않는 것이 중요하다.

불면이 되기 쉬운 사람은 성격적으로 보면 어딘가 약점을 갖고 있다.

그리고 주위 사람들의 이해를 얻지 못하면 마음의 병을 얻게 된다.

그러므로 진심으로 불면을 호소해 오는 사람에게는 편견을 갖거나 일소에 붙이거나 하지 말고 진심으로 이야기를 들어 주어야 한다. 그런 진심이 불면의 가장 좋은 묘약(妙藥)이다.

판권본소 / 권사유소

현대가정의학시리즈-12

불면증 치료법

2022년 1월 15일 재판
2022년 1월 30일 발행

지은이 | 현대건강연구회
펴낸이 | 최　원　준

펴낸곳 | 태 을 출 판 사
서울특별시 중구 다산로 38길 59(동아빌딩내)
등　록 | 1973. 1. 10(제1-10호)

■ 주문 및 연락처
우편번호 04584
서울특별시 중구 다산로 38길 59(동아빌딩내)
전화 : (02)2237-5577　팩스 : (02)2233-6166

ISBN 978-89-493-0656-8　　　13510